POLYMYALGIA RHEUMATICA-DIÄT FÜR ANFÄNGER 2024

Ein umfassender Leitfaden zur Behandlung entzündlicher Erkrankungen mit Rezepten, Speiseplänen und Lebensstiltipps zur Behandlung und Umkehrung der Symptome.

Dr. Sarah Matthews

1

Eine herzliche Dankesnote

Lieber Leser,

Vielen Dank, dass Sie sich für die Reise zu mehr Gesundheit mit der „Polymyalgia Rheumatica-Diät für Anfänger" entschieden haben. Ihre Entscheidung, sich über Ernährungs- und Lebensstiländerungen zu informieren und sie zur Behandlung von Polymyalgia Rheumatica anzuwenden, ist ein Beweis für Ihr Engagement für die Verbesserung Ihres Wohlbefindens.

Ich bin zutiefst dankbar für Ihr Vertrauen und Ihre Bereitschaft, die transformative Kraft der Ernährung und ganzheitlicher Gesundheitspraktiken zu erforschen. Dieses Buch ist eine Herzensangelegenheit, die aus meiner Leidenschaft entstanden ist, Menschen dabei zu helfen, durch natürliche und nachhaltige Methoden Linderung von den schwächenden Symptomen der PMR zu finden.

Ihre Zeit ist wertvoll und ich fühle mich geehrt, dass Sie sich entschieden haben, diese Zeit damit zu verbringen, aus diesem Leitfaden zu lernen. Ich hoffe, dass die auf diesen Seiten bereitgestellten Informationen, Rezepte und Strategien Sie dabei unterstützen, die Kontrolle über Ihre Gesundheit zu übernehmen und ein Leben voller Vitalität und Freude zu führen.

Bitte seien Sie sich darüber im Klaren, dass Sie auf dieser Reise nicht allein sind. Ihnen steht eine Community mit Unterstützung und Ressourcen zur Verfügung, und ich bin hier, um Sie bei jedem Schritt auf dem Weg zu begleiten.

Mit herzlichem Dank,

Dr. Sarah Matthews.

INHALTSVERZEICHNIS

5. **Essensplanung und -vorbereitung**

   o   Wöchentliche Speisepläne

   o   Einkaufslisten für Lebensmittel

   o   Tipps für die Zubereitung und das Kochen von Mahlzeiten

6. **Rezepte**

   o   **Frühstück**

   - Entzündungshemmende Smoothies

   - Herzhaftes Vollkornfrühstück

   o   **Mittagessen**

   - Nährstoffreiche Salate

   - Befriedigende Suppen und Eintöpfe

   o   **Abendessen**

   - Magere Protein- und Gemüsegerichte

   - Gesunde Getreideschalen

   o   **Snacks und Desserts**

   - Entzündungshemmende Snacks

   - Gesunde süße Leckereien

7. **Änderungen des Lebensstils zur Unterstützung der Ernährung**

   o   Die Bedeutung körperlicher Aktivität

   o   Techniken zur Stressbewältigung

   o   Schlaf- und Erholungstipps

8. **Nahrungsergänzungsmittel und alternative Therapien**

   o   Nützliche Ergänzungen

- o Integrative medizinische Ansätze

- o Pflanzliche Heilmittel und ihre Verwendung

9. **Aufflackern verwalten und Fortschritte verfolgen**

- o Schübe erkennen und bewältigen

- o Führen eines Ernährungs- und Symptomtagebuchs

- o Passen Sie Ihre Ernährung im Laufe der Zeit an

10. **Geschichten und Erfahrungsberichte aus dem wirklichen Leben**

- o Fallstudien zum Erfolg

- o Persönliche Berichte über Auswirkungen auf die Ernährung

11. **Ressourcen und Support**

- o Empfohlene Lektüre und Websites

- o Selbsthilfegruppen und Online-Communities

- o Professionelle Hilfe und Beratung

12. **Abschluss**

- o Zusammenfassung der wichtigsten Punkte

- o Ermutigung und nächste Schritte

13. **Anhänge**

- o Glossar der Begriffe

- o Umrechnungstabellen und Messanleitungen

- o Referenzen und weiterführende Literatur

Vorwort

In der Kategorie der Autoimmunerkrankungen stellt Polymyalgia Rheumatica (PMR) sowohl für Patienten als auch für medizinisches Fachpersonal einzigartige Herausforderungen dar. Als Rheumatologe mit langjähriger Erfahrung in der Behandlung von PMR-Patienten habe ich die schwächenden Auswirkungen dieser Erkrankung auf das Leben meiner Patienten aus erster Hand miterlebt.

Polymyalgia rheumatica ist durch ausgedehnte Muskelschmerzen, Steifheit und Entzündungen gekennzeichnet, die oft zu erheblichen Beeinträchtigungen der Mobilität und Lebensqualität führen. Herkömmliche Behandlungen wie Kortikosteroide können zwar vorübergehend Linderung verschaffen, sie können jedoch auch unerwünschte Nebenwirkungen haben und die zugrunde liegenden Faktoren, die die Krankheit auslösen, nicht angehen.

In den letzten Jahren besteht ein wachsendes Interesse an der Rolle von Ernährungs- und Lebensstiländerungen bei der Behandlung von Autoimmunerkrankungen wie PMR. Da sich unser Verständnis des komplexen Zusammenspiels zwischen Entzündung, Immunität und Ernährung ständig weiterentwickelt, wird immer deutlicher, dass Ernährungseingriffe eine entscheidende Rolle bei der Modulation der Krankheitsaktivität und der Verbesserung der Ergebnisse für Personen mit PMR spielen können.

In diesem bahnbrechenden Buch beleuchtet Dr. Sarah Matthews den entscheidenden Zusammenhang zwischen Ernährung und Polymyalgia Rheumatica und bietet den Lesern einen umfassenden Leitfaden zum Navigieren in der Ernährungslandschaft von Autoimmunerkrankungen. Gestützt auf ihr umfassendes Fachwissen in den Bereichen Ernährungswissenschaft und Autoimmunerkrankungen liefert Dr. Matthews unschätzbare Einblicke in die Entzündungswege, die bei PMR eine Rolle spielen, und wie gezielte Ernährungsstrategien dazu beitragen können, Symptome zu lindern und das allgemeine Wohlbefinden zu verbessern.

Durch sorgfältige Recherche, praktische Ratschläge und köstliche Rezepte befähigt Dr. Matthews seine Leser, die Verantwortung für ihre Gesundheit zu übernehmen und sich auf eine Reise zu Heilung und Vitalität zu begeben. Unabhängig davon, ob bei Ihnen PMR neu diagnostiziert wurde oder Sie schon seit Jahren mit dieser Erkrankung leben, dient dieses Buch als Hoffnungsträger und Wegweiser für eine bessere, gesündere Zukunft.

Es ist mir eine Ehre, diese transformative Arbeit zu unterstützen, und ich lobe Dr. Matthews für ihr Engagement, den Bereich der Autoimmunernährung voranzutreiben. Möge dieses Buch als Orientierungshilfe für alle dienen, die Linderung von den Belastungen durch Polymyalgia rheumatica suchen.

Herzliche Grüße,

[DR. James Thompson, MD, Rheumatologe]

Über den Autor

Dr. Sarah Matthews ist ein angesehener Ernährungsberater, Gesundheitspädagoge und Verfechter der Autoimmungesundheit. Mit über 15 Jahren Erfahrung auf dem Gebiet der Ernährungswissenschaft widmet sich Dr. Matthews der Aufgabe, Einzelpersonen durch evidenzbasierte Ernährungsinterventionen und Lebensstiländerungen dabei zu helfen, eine optimale Gesundheit zu erreichen.

Dr. Matthews hat einen Ph.D. in Ernährungswissenschaften und ist zertifizierter Spezialist für Autoimmunerkrankungen und entzündliche Erkrankungen. Ihre Leidenschaft für Autoimmunernährung beruht auf persönlichen und beruflichen Erfahrungen, da sie die tiefgreifenden Auswirkungen der Ernährung auf Autoimmunerkrankungen wie Polymyalgia Rheumatica (PMR) miterlebt hat.

Im Laufe ihrer Karriere hat Dr. Matthews umfangreiche Forschungen zur Rolle der Ernährung bei der Behandlung chronischer Entzündungserkrankungen, einschließlich PMR, durchgeführt. Ihre Arbeiten wurden in führenden wissenschaftlichen Fachzeitschriften veröffentlicht und haben zum wachsenden Wissensschatz über Autoimmunernährung beigetragen.

Als gefragte Rednerin und Pädagogin ist Dr. Matthews bestrebt, ihr Fachwissen sowohl an Einzelpersonen als auch an medizinisches

Fachpersonal weiterzugeben. Sie führt regelmäßig Workshops, Seminare und Online-Kurse zu Themen im Zusammenhang mit Autoimmun-Wellness durch und befähigt andere, die Kontrolle über ihre Gesundheit und ihr Wohlbefinden zu übernehmen.

Angetrieben von tiefem Mitgefühl und dem Wunsch, etwas zu bewirken, widmet sich Dr. Matthews der Bereitstellung praktischer Anleitung und Unterstützung für Menschen mit Autoimmunerkrankungen. Durch ihren umfassenden Ansatz zu Ernährung und Wohlbefinden möchte sie andere inspirieren und befähigen, ihr gesündestes und glücklichstes Leben zu führen.

EINFÜHRUNG

Willkommen auf der Reise der Entdeckung und Stärkung bei der Behandlung von Polymyalgia Rheumatica (PMR) durch die transformative Kraft der Ernährung. Auf diesen Seiten beginnen wir mit einer umfassenden Untersuchung darüber, wie Ernährungsgewohnheiten den Verlauf von PMR tiefgreifend beeinflussen können, und bieten Hoffnung, Linderung und einen Weg zur Wiederherstellung des Wohlbefindens.

Die Landschaft der Polymyalgia Rheumatica

Stellen Sie sich Folgendes vor: Sie wachen eines Morgens auf und das einfache Aufstehen aus dem Bett fühlt sich wie eine unüberwindbare Herausforderung an. Ihre Muskeln schmerzen, Ihre Gelenke sind steif und jede Bewegung wird von einer Welle von Unbehagen begleitet. Dies ist die Realität für Millionen von Menschen auf der ganzen Welt, die mit den schwächenden Auswirkungen von PMR zu kämpfen haben. Doch inmitten des Schmerzes und der Unsicherheit gibt es einen Hoffnungsschimmer – das Potenzial, die Heilkraft der Ernährung zu nutzen.

Navigieren durch die Komplexität von PMR

PMR ist eine komplexe Autoimmunerkrankung, die sich als ausgedehnte Entzündung der Muskeln und Gelenke äußert und zu Schmerzen, Steifheit und eingeschränkter Beweglichkeit führt. Herkömmliche Behandlungen wie Kortikosteroide können zwar eine Linderung der Symptome bewirken, sind jedoch oft mit zahlreichen Nebenwirkungen verbunden und können die Ursache der Erkrankung nicht angehen. Daher besteht ein dringender Bedarf an alternativen Ansätzen, die nachhaltige Lösungen für das PMR-Management bieten.

Die Rolle der Ernährung im PMR-Management

Betreten Sie das Reich der Ernährungsmedizin – ein Reich, in dem Nahrung nicht nur Nahrung, sondern auch Medizin ist. Untersuchungen haben gezeigt, dass bestimmte Ernährungsgewohnheiten und nährstoffreiche Lebensmittel entzündungshemmende Eigenschaften besitzen, die dazu beitragen können, die mit Autoimmunerkrankungen wie PMR verbundenen Symptome zu lindern. Durch die Nutzung der Kraft der Ernährung haben Menschen mit PMR die Möglichkeit, ihre Gesundheit zu optimieren, ihre Lebensqualität zu verbessern und sich auf die Reise in Richtung Wohlbefinden zu begeben.

Wir stärken Sie auf Ihrer Reise

In diesem Buch befassen wir uns eingehend mit dem komplexen Zusammenspiel von Ernährung und PMR, erforschen die Wissenschaft hinter Entzündungen, identifizieren wichtige Ernährungsstrategien zur Symptombehandlung und stellen praktische Tools und Ressourcen zur Verfügung, die Sie auf Ihrem Weg unterstützen. Vom Verständnis der Grundlagen der PMR bis hin zur Umsetzung personalisierter Ernährungspläne und Änderungen des Lebensstils ist jedes Kapitel darauf ausgelegt, Ihnen das Wissen und die Sicherheit zu vermitteln, die Sie benötigen, um Ihre Gesundheit und Ihr Wohlbefinden selbst in die Hand zu nehmen.

Während wir uns gemeinsam auf diese Reise begeben, lade ich Sie ein, diese Seiten mit Offenheit und der Bereitschaft, Veränderungen anzunehmen, zu betrachten. Indem Sie die Kraft der Ernährung nutzen und eine proaktive Haltung gegenüber Ihrer Gesundheit einnehmen, haben Sie das Potenzial, die Geschichte Ihrer PMR-Reise neu zu schreiben. Lassen Sie uns eintauchen, uns mit Wissen ausrüsten und den Weg in eine bessere, gesündere Zukunft ebnen.

KAPITEL 1

WAS IST POLYMYALGIA RHEUMATICA?

Polymyalgia Rheumatica (PMR) ist ein verwirrendes Rätsel im Bereich der Autoimmunerkrankungen. Obwohl es Ähnlichkeiten mit anderen rheumatischen Erkrankungen aufweist, besitzt PMR seine eigenen besonderen Merkmale, die es von anderen unterscheiden. Das Verständnis der Natur von PMR ist der erste Schritt zur wirksamen Behandlung der Symptome und zur Wiedererlangung der Kontrolle über die eigene Gesundheit.

PMR manifestiert sich als chronisch entzündliche Erkrankung, die vor allem Menschen über 50 betrifft, wobei Frauen häufiger betroffen sind. Zu den charakteristischen Symptomen von PMR gehören ausgedehnte Muskelschmerzen, Steifheit und Empfindlichkeit, insbesondere in den Schultern, im Nacken, in den Hüften und in den Oberschenkeln. Diese Symptome treten häufig symmetrisch auf und können die Mobilität und das tägliche Funktionieren erheblich beeinträchtigen.

Diagnose und Differentialdiagnose

Die Diagnose von PMR kann ein anspruchsvolles Unterfangen sein, da sich die Symptome mit denen anderer rheumatischer Erkrankungen wie rheumatoider Arthritis und Fibromyalgie überschneiden. Medizinisches Fachpersonal verlässt sich auf eine Kombination aus klinischer Bewertung, Labortests und bildgebenden Untersuchungen, um eine PMR-Diagnose zu bestätigen und sie von anderen ähnlichen Erkrankungen zu unterscheiden.

Die Rolle des Immunsystems bei PMR

Im Mittelpunkt der Pathogenese der PMR steht eine fehlerhafte Immunantwort, die durch eine Fehlregulation der körpereigenen Entzündungswege gekennzeichnet ist. Während der genaue Auslöser dieser Immunschwäche noch unklar ist, geht man davon aus, dass genetische Veranlagung, Umweltfaktoren und Veränderungen der

Immunfunktion eine Rolle bei der Prädisposition von Personen für PMR spielen.

Die Bedeutung der Früherkennung und Behandlung

Die Früherkennung von PMR ist entscheidend für die Einleitung einer sofortigen Behandlung und die Vermeidung von Komplikationen. Unbehandelt kann PMR zu erheblichen funktionellen Beeinträchtigungen führen und die Lebensqualität beeinträchtigen. Kortikosteroide sind die Hauptstütze der Behandlung von PMR und sorgen durch die Unterdrückung von Entzündungen für eine symptomatische Linderung. Allerdings kann die langfristige Einnahme von Steroiden mit Nebenwirkungen verbunden sein, was die Notwendigkeit alternativer Therapieansätze unterstreicht.

Während wir uns auf die Reise begeben, um die Geheimnisse der PMR zu lüften, ist es unerlässlich, diesem Zustand mit Neugier, Mitgefühl und Entschlossenheit zu begegnen. Indem wir uns mit den Feinheiten der PMR befassen und ein tieferes Verständnis der zugrunde liegenden Mechanismen erlangen, können wir den Weg für wirksamere Behandlungen, bessere Ergebnisse und eine bessere Zukunft für Menschen ebnen, die mit dieser komplexen Autoimmunerkrankung leben.

Zweck dieses Buches

Stärkung von Menschen mit PMR durch Ernährung

Das Leben mit Polymyalgia Rheumatica (PMR) kann eine entmutigende Reise voller Unsicherheiten und Herausforderungen sein. Doch inmitten der Komplexität dieser Autoimmunerkrankung liegt eine Chance für Ermächtigung und Transformation. Dieses Buch soll Menschen mit PMR dabei helfen, mithilfe der transformativen Kraft der Ernährung die Kontrolle über ihre Gesundheit und ihr Wohlbefinden zu übernehmen.

Navigieren durch die Komplexität von PMR

PMR stellt einzigartige Herausforderungen dar, von schwächenden Schmerzen und Steifheit bis hin zu den Unsicherheiten hinsichtlich der Behandlungsmöglichkeiten. Herkömmliche Ansätze bieten zwar eine Linderung der Symptome, übersehen jedoch häufig, wie wichtig es ist, die zugrunde liegenden Faktoren, die die Krankheit auslösen, anzugehen. Dieses Buch soll diese Lücke schließen, indem es alternative Strategien bietet, die auf Ernährungs- und Lebensstiländerungen basieren.

Das Potenzial der Ernährung freisetzen

Im Kern ist dieses Buch eine Hommage an das heilende Potenzial von Lebensmitteln. Untersuchungen haben gezeigt, dass bestimmte Ernährungsgewohnheiten und Nährstoffe entzündungshemmende Eigenschaften besitzen, die dazu beitragen können, Symptome zu lindern und die Ergebnisse für Personen mit Autoimmunerkrankungen wie PMR zu verbessern. Durch die Nutzung der Kraft der Ernährung haben Leser die Möglichkeit, ihre Gesundheit zu optimieren, Entzündungen zu reduzieren und ihre allgemeine Lebensqualität zu verbessern.

Ein umfassender Leitfaden zum PMR-Management

Dieses Buch dient als Leitfaden für Einzelpersonen, die sich mit der Komplexität von PMR zurechtfinden. Vom Verständnis der Grundlagen der Erkrankung bis hin zur Umsetzung praktischer Ernährungsinterventionen ist jedes Kapitel darauf ausgelegt, den Lesern das Wissen, die Werkzeuge und Ressourcen zu vermitteln, die sie benötigen, um ihre Symptome effektiv zu behandeln und ihr Wohlbefinden zu verbessern. Unabhängig davon, ob bei Ihnen PMR neu diagnostiziert wurde oder Sie nach alternativen Behandlungsansätzen suchen, ist dieses Buch Ihr umfassender Leitfaden für ein gutes Leben mit PMR.

Wir befähigen Sie zum Erfolg

Der Zweck dieses Buches besteht vor allem darin, Ihnen die Möglichkeit zu geben, trotz PMR erfolgreich zu sein. Indem wir Sie mit evidenzbasierten Informationen, praktischen Ratschlägen und köstlichen Rezepten ausstatten, möchten wir Sie dazu inspirieren, die Verantwortung für Ihre

Gesundheit zu übernehmen und ein Leben voller Vitalität und Wohlbefinden zu führen. Gemeinsam können wir die Herausforderungen der PMR mit Belastbarkeit, Optimismus und dem Engagement für eine ganzheitliche Heilung meistern.

So verwenden Sie dieses Handbuch

Ihr Weg zum Wohlbefinden

Das Navigieren in den Feinheiten der Polymyalgia Rheumatica (PMR) kann überwältigend sein, aber keine Angst – dieser Leitfaden soll Ihnen als vertrauenswürdiger Begleiter auf Ihrem Weg zum Wohlbefinden dienen. So können Sie diese umfassende Ressource optimal nutzen:

1. Beginnen Sie mit den Grundlagen: Machen Sie sich zunächst mit den Grundlagen der PMR vertraut, einschließlich ihrer Symptome, Diagnose und zugrunde liegenden Mechanismen. Wenn Sie die Grundlagen verstehen, erhalten Sie eine solide Grundlage, auf der Sie Ihr Wissen und Ihren Managementansatz aufbauen können.

2. Tauchen Sie ein in Ernährungsstrategien: Entdecken Sie die Kapitel zu Ernährungsstrategien zur Behandlung von PMR. Erfahren Sie mehr über entzündungshemmende Lebensmittel, nährstoffreiche Rezepte und Ernährungspläne, die Ihre allgemeine Gesundheit und Ihr Wohlbefinden unterstützen. Experimentieren Sie mit verschiedenen Lebensmitteln und Rezepten, um herauszufinden, was für Sie am besten funktioniert.

3. Praktische Tipps umsetzen: Nutzen Sie die praktischen Tipps und Ressourcen, die im gesamten Buch bereitgestellt werden. Von Einkaufslisten bis hin zu Leitfäden für die Essenszubereitung – diese Tools sind darauf ausgelegt, Ihre Reise zu optimieren und es einfacher zu machen, gesunde Gewohnheiten in Ihr tägliches Leben zu integrieren.

4. Passen Sie Ihren Ansatz an: Erkennen Sie, dass die Verwaltung von PMR kein einheitliches Unterfangen ist. Jeder Mensch ist einzigartig und was für den einen funktioniert, funktioniert möglicherweise nicht für den anderen. Seien Sie offen für Experimente mit verschiedenen

Ernährungsansätzen und Änderungen des Lebensstils, um herauszufinden, was am besten zu Ihrem Körper und Ihren Vorlieben passt.

5. Bleiben Sie in Verbindung: Denken Sie abschließend daran, dass Sie auf dieser Reise nicht allein sind. Vernetzen Sie sich mit anderen, die mit PMR leben, sei es über Selbsthilfegruppen, Online-Foren oder Social-Media-Communities. Der Austausch von Erfahrungen, Tipps und Ermutigungen kann auf dem Weg wertvolle Unterstützung und Kameradschaft bieten.

Deine Reise, Dein Weg

Letztendlich liegt es ganz bei Ihnen, wie Sie diesen Leitfaden verwenden. Ganz gleich, ob Sie auf der Suche nach praktischen Tipps, köstlichen Rezepten oder Inspiration sind, um weiter voranzukommen – dieses Buch unterstützt Sie bei jedem Schritt auf Ihrem Weg. Nehmen Sie die Reise an, bleiben Sie neugierig und verlieren Sie nie das unglaubliche Potenzial für Heilung und Transformation aus den Augen, das in Ihnen steckt.

KAPITEL 2

POLYMYALGIA RHEUMATICA VERSTEHEN

Polymyalgia Rheumatica (PMR) ist eine chronisch entzündliche Erkrankung, die vor allem Menschen über 50 betrifft. PMR ist durch weit verbreitete Muskelschmerzen, Steifheit und Empfindlichkeit gekennzeichnet und kann die Mobilität und Lebensqualität erheblich beeinträchtigen. In diesem Kapitel befassen wir uns mit den Feinheiten der PMR und untersuchen ihre klinischen Merkmale, zugrunde liegenden Mechanismen und diagnostischen Kriterien.

Klinische Merkmale von PMR

Zu den charakteristischen Symptomen von PMR gehören beidseitige Schmerzen und Steifheit in Schultern, Nacken, Hüften und Oberschenkeln. Diese Symptome entwickeln sich typischerweise über einen Zeitraum von Wochen bis Monaten und können von systemischen Manifestationen wie Müdigkeit, Fieber und Gewichtsverlust begleitet sein. Das Erkennen der charakteristischen klinischen Merkmale der PMR ist für eine genaue Diagnose und eine rechtzeitige Intervention von entscheidender Bedeutung.

Grundlegende Mechanismen von PMR

Während die genaue Ursache der PMR weiterhin unbekannt ist, geht man davon aus, dass es sich dabei um eine fehlerhafte Immunantwort handelt, die zu einer Entzündung der Synovia, der Schleimbeutel und des umliegenden Gewebes führt. Genetische Veranlagung, Umweltfaktoren und Veränderungen der Immunfunktion spielen alle eine Rolle bei der Pathogenese von PMR. Das Verständnis der zugrunde liegenden Mechanismen der PMR ist für die Entwicklung gezielter Therapiestrategien von entscheidender Bedeutung.

Diagnosekriterien für PMR

Die Diagnose einer PMR kann aufgrund ihres unspezifischen klinischen Erscheinungsbilds und der Überschneidung mit anderen rheumatischen Erkrankungen eine Herausforderung sein. Das American College of Rheumatology (ACR) hat diagnostische Kriterien für PMR festgelegt, darunter Alter über 50, beidseitige Schulterschmerzen, Morgensteifheit von mehr als 45 Minuten und erhöhte Entzündungsmarker. In bestimmten Fällen können zusätzliche Untersuchungen wie bildgebende Untersuchungen und eine Synovialbiopsie erforderlich sein.

Differenzialdiagnose

Um eine angemessene Behandlung sicherzustellen, ist es wichtig, PMR von anderen rheumatischen Erkrankungen wie rheumatoider Arthritis, Osteoarthritis und Fibromyalgie zu unterscheiden. Obwohl PMR Ähnlichkeiten mit diesen Erkrankungen aufweist, gibt es wichtige klinische und labortechnische Merkmale, die bei der Unterscheidung helfen können. Eine umfassende Untersuchung, einschließlich einer gründlichen Anamnese, körperlichen Untersuchung und Labortests, ist für eine genaue Diagnose unerlässlich.

Vorausschauen

Wenn wir die Komplexität der PMR entschlüsseln, wird deutlich, dass diese Erkrankung sowohl für Patienten als auch für Gesundheitsdienstleister erhebliche Herausforderungen mit sich bringt. Mit einem tieferen Verständnis der klinischen Merkmale, zugrunde liegenden Mechanismen und diagnostischen Kriterien sind wir jedoch besser in der Lage, die Komplexität der PMR zu bewältigen und gezielte Therapieansätze zu entwickeln. In den folgenden Kapiteln werden wir die Rolle von Ernährung, Änderungen des Lebensstils und ganzheitlichen Interventionen bei der Behandlung von PMR und der Verbesserung der Ergebnisse für Menschen mit dieser Erkrankung untersuchen.

Symptome und Diagnose

Erkennen der verräterischen Anzeichen von PMR

Polymyalgia rheumatica (PMR) weist eine Konstellation von Symptomen auf, die die Lebensqualität einer Person erheblich beeinträchtigen können. Das Erkennen dieser Symptome ist der erste Schritt zu einer genauen Diagnose und zur Einleitung einer geeigneten Behandlung. Hier untersuchen wir die charakteristischen klinischen Merkmale von PMR und die diagnostischen Kriterien, die zur Bestätigung des Vorliegens dieser Erkrankung verwendet werden.

Typische Symptome von PMR

1. **Beidseitige Schulterschmerzen:** Eines der charakteristischen Merkmale von PMR sind beidseitige Schmerzen und Steifheit in den Schultern, die in den Nacken und die Oberarme ausstrahlen können. Dieser Schmerz ist häufig morgens oder nach Phasen der Inaktivität stärker ausgeprägt.

2. **Steifheit und Zartheit:** Bei Personen mit PMR kann es zu Steifheit und Druckempfindlichkeit in anderen Körperbereichen, einschließlich Nacken, Hüften und Oberschenkeln, kommen. Diese Steifheit kann die Mobilität stark einschränken und alltägliche Aufgaben zu einer Herausforderung machen.

3. **Morgensteifigkeit:** Eine Morgensteifheit, die länger als 45 Minuten anhält, ist ein charakteristisches Symptom der PMR. Diese Steifheit kann sich bei Bewegung im Laufe des Tages bessern, tritt jedoch nach Ruhephasen tendenziell wieder auf.

4. **Systemische Symptome:** Zusätzlich zu den Symptomen des Bewegungsapparates können bei Personen mit PMR systemische Symptome wie Müdigkeit, Fieber, Gewichtsverlust und Unwohlsein auftreten. Diese systemischen Symptome können zusätzlich zur Gesamtbelastung durch die Krankheit beitragen.

Diagnosekriterien für PMR

Die Diagnose einer PMR basiert in erster Linie auf einer klinischen Bewertung und wird durch Labortests und bildgebende Untersuchungen gestützt. Das American College of Rheumatology (ACR) hat diagnostische Kriterien für PMR festgelegt, darunter Folgendes:

1. Alter über 50 Jahre

2. Beidseitige Schulterschmerzen

3. Morgensteifigkeit, die länger als 45 Minuten anhält

4. Erhöhte Blutsenkungsgeschwindigkeit (ESR) oder erhöhte Werte des C-reaktiven Proteins (CRP).

Zusätzliche Untersuchungen wie bildgebende Untersuchungen (z. B. Ultraschall, Magnetresonanztomographie) und eine Synovialbiopsie können in bestimmten Fällen angezeigt sein, um andere Erkrankungen auszuschließen und die Diagnose einer PMR zu bestätigen.

Differenzialdiagnose

Um eine angemessene Behandlung sicherzustellen, ist es wichtig, PMR von anderen rheumatischen Erkrankungen wie rheumatoider Arthritis, Osteoarthritis und Fibromyalgie zu unterscheiden. Eine umfassende Untersuchung, einschließlich einer gründlichen Anamnese, körperlichen Untersuchung und Labortests, ist erforderlich, um PMR von anderen ähnlichen Erkrankungen zu unterscheiden und eine genaue Diagnose zu stellen.

Den Einzelnen durch Wissen stärken

Durch das Verständnis der charakteristischen Symptome von PMR und der diagnostischen Kriterien zur Bestätigung des Vorliegens dieser Erkrankung können Einzelpersonen für sich selbst eintreten und rechtzeitig eine medizinische Untersuchung und Behandlung in Anspruch nehmen. Frühzeitiges Erkennen und Eingreifen sind der Schlüssel zur wirksamen Behandlung von PMR und zur Verbesserung der Ergebnisse für Menschen mit dieser chronischen Autoimmunerkrankung.

Ursachen und Risikofaktoren

Aufklärung der zugrunde liegenden Faktoren von PMR

Polymyalgia Rheumatica (PMR) ist eine komplexe Autoimmunerkrankung mit multifaktoriellem Ursprung. Während die genaue Ursache von PMR weiterhin unklar ist, haben Forscher mehrere potenzielle Faktoren identifiziert, die zur Entwicklung dieser Erkrankung beitragen können. Hier befassen wir uns mit den zugrunde liegenden Mechanismen der PMR und erforschen die Risikofaktoren, die mit ihrem Auftreten verbunden sind.

Dysregulation des Immunsystems

Im Mittelpunkt der Pathogenese der PMR steht eine fehlerhafte Immunantwort, die durch eine Fehlregulation der körpereigenen Entzündungswege gekennzeichnet ist. Genetische Veranlagung, Umweltauslöser und Veränderungen der Immunfunktion spielen alle eine Rolle bei der Auslösung und Aufrechterhaltung der bei PMR beobachteten Entzündungskaskade. Der genaue Auslöser dieser Immundysregulation ist noch unbekannt, es wird jedoch angenommen, dass eine Kombination genetischer und umweltbedingter Faktoren dahintersteckt.

Genetische Veranlagung

Es gibt Hinweise darauf, dass genetische Faktoren bestimmte Personen für die Entwicklung einer PMR prädisponieren können. Studien haben spezifische genetische Marker identifiziert, die mit einem erhöhten PMR-Risiko verbunden sind, darunter Variationen in Genen, die an der Immunregulation und Entzündung beteiligt sind. Allerdings ist die Rolle der Genetik bei der PMR-Anfälligkeit komplex und es bedarf weiterer Forschung, um die spezifischen genetischen Signalwege aufzuklären, die daran beteiligt sind.

Umweltauslöser

Umweltfaktoren wie Infektionen, hormonelle Veränderungen und die Einnahme bestimmter Medikamente können die bei PMR beobachtete Immunschwäche auslösen oder verschlimmern. Infektionen, insbesondere Virusinfektionen wie das Influenzavirus, gelten als potenzielle Auslöser für das Auftreten von PMR. Auch hormonelle Veränderungen, wie sie etwa mit dem Alter oder der Menopause einhergehen, können die Entwicklung von PMR bei anfälligen Personen beeinflussen.

Alter und Geschlecht

PMR betrifft überwiegend Personen über 50 Jahre, wobei die höchste Inzidenz bei Personen im Alter von 70 bis 80 Jahren beobachtet wird. Während PMR sowohl bei Männern als auch bei Frauen auftreten kann, ist sie bei Frauen häufiger, wobei das Verhältnis von Frauen zu Männern etwa 2:1 beträgt. Die Gründe für diese Geschlechterungleichheit sind nicht vollständig geklärt, können aber hormonelle, genetische und immunologische Faktoren beinhalten.

<u>Vorausschauen</u>

Wenn wir das komplexe Zusammenspiel genetischer, umweltbedingter und immunologischer Faktoren entschlüsseln, die der PMR zugrunde liegen, wird deutlich, dass diese Erkrankung vielfältiger Natur ist. Durch das Verständnis der mit PMR verbundenen Ursachen und Risikofaktoren sind wir besser in der Lage, Personen mit hohem Risiko zu identifizieren, vorbeugende Maßnahmen umzusetzen und gezielte Therapiestrategien zu entwickeln, um die Ergebnisse für Menschen mit dieser chronischen Autoimmunerkrankung zu verbessern.

<u>Konventionelle Behandlungen und Medikamente</u>

Umgang mit PMR mit konventionellen Therapien

Polymyalgia rheumatica (PMR) wird in der Regel durch eine Kombination aus Medikamenten und Änderungen des Lebensstils behandelt, die darauf abzielen, Entzündungen zu reduzieren, Symptome zu lindern und die allgemeine Lebensqualität zu verbessern. In diesem Abschnitt untersuchen wir die herkömmlichen Behandlungen und Medikamente, die üblicherweise Personen mit PMR verschrieben werden.

Kortikosteroide

Kortikosteroide wie Prednison oder Prednisolon sind die Haupttherapie bei PMR. Diese Medikamente wirken, indem sie Entzündungen unterdrücken und die Aktivität des Immunsystems reduzieren, wodurch Symptome wie Schmerzen, Steifheit und Müdigkeit gelindert werden. Kortikosteroide werden zunächst in der Regel in einer niedrigen bis mäßigen Dosis verschrieben und im Laufe der Zeit schrittweise reduziert, um Nebenwirkungen zu minimieren.

Nichtsteroidale entzündungshemmende Medikamente (NSAIDs)

Nichtsteroidale entzündungshemmende Medikamente (NSAIDs) wie Ibuprofen oder Naproxen können in Verbindung mit Kortikosteroiden eingesetzt werden, um bei Personen mit PMR zusätzliche symptomatische Linderung zu erzielen. NSAIDs wirken, indem sie Entzündungen und Schmerzen lindern, obwohl sie bei der Behandlung der systemischen Manifestationen von PMR in der Regel weniger wirksam sind als Kortikosteroide.

Krankheitsmodifizierende Antirheumatika (DMARDs)

In einigen Fällen können krankheitsmodifizierende Antirheumatika (DMARDs) wie Methotrexat als Zusatztherapie für Personen mit PMR verschrieben werden, die auf Kortikosteroide allein nicht ausreichend ansprechen. DMARDs wirken, indem sie das Immunsystem unterdrücken und Entzündungen reduzieren. Ihre Wirksamkeit bei PMR bleibt jedoch ungewiss und bedarf weiterer Untersuchungen.

Biologische Therapien

Biologische Therapien wie TNF-Inhibitoren (Tumornekrosefaktor) oder Interleukin-6-IL-6-Inhibitoren stellen eine neuere Medikamentenklasse dar, die für Personen mit PMR in Betracht gezogen werden kann, die auf herkömmliche Behandlungen nicht ansprechen. Diese Medikamente wirken, indem sie auf spezifische Entzündungswege abzielen, die an PMR beteiligt sind, und bieten so einen gezielteren Behandlungsansatz.

Osteoporose-Prävention

Die langfristige Anwendung von Kortikosteroiden bei der PMR-Behandlung ist mit einem erhöhten Risiko für Osteoporose und Frakturen verbunden. Um dieses Risiko zu mindern, können Personen mit PMR Kalzium- und Vitamin-D-Ergänzungen, Bisphosphonate oder andere Osteoporosemedikamente verschrieben werden, um die Knochendichte aufrechtzuerhalten und das Frakturrisiko zu verringern.

Überwachung und Nachverfolgung

Regelmäßige Überwachung und Nachsorge durch Gesundheitsdienstleister sind für Personen, die wegen PMR behandelt werden, unerlässlich. Die Überwachung kann regelmäßige Beurteilungen der Krankheitsaktivität, Labortests zur Überwachung von Medikamentennebenwirkungen und gegebenenfalls Anpassungen der Behandlungspläne zur Optimierung der Ergebnisse umfassen.

<u>Vorausschauen</u>

Während konventionelle Behandlungen und Medikamente eine entscheidende Rolle bei der Behandlung von PMR spielen, sind sie nicht ohne Einschränkungen. Nebenwirkungen, Langzeitkomplikationen und unvollständige Symptomkontrolle sind häufige Herausforderungen, mit denen Menschen mit PMR konfrontiert sind. In den folgenden Kapiteln werden wir alternative Ansätze zur PMR-Behandlung untersuchen, einschließlich Ernährungseingriffen, Änderungen des Lebensstils und ganzheitlichen Therapien, um herkömmliche Behandlungen zu ergänzen und das allgemeine Wohlbefinden zu verbessern.

KAPITEL 3

DIE ROLLE DER ERNÄHRUNG BEI DER BEHANDLUNG VON POLYMYALGIA RHEUMATICA

Während konventionelle Behandlungen eine wichtige Rolle bei der Behandlung von Polymyalgia Rheumatica (PMR) spielen, deuten neue Forschungsergebnisse darauf hin, dass diätetische Interventionen auch eine entscheidende Rolle bei der Linderung von Symptomen und der Verbesserung der Ergebnisse für Personen mit PMR spielen können. In diesem Abschnitt befassen wir uns mit der Rolle der Ernährung bei der Behandlung von PMR und erforschen Ernährungsstrategien, die dabei helfen können, Entzündungen zu reduzieren, die Gesundheit zu optimieren und das allgemeine Wohlbefinden zu verbessern.

Die entzündliche Verbindung

Der Kern der PMR ist eine Entzündung, die zu den mit dieser Erkrankung verbundenen Schmerzen, Steifheit und systemischen Manifestationen führt. Neue Erkenntnisse deuten darauf hin, dass bestimmte Ernährungsgewohnheiten und Nährstoffe entzündungshemmende Eigenschaften besitzen, die dazu beitragen können, die Entzündungsreaktion zu modulieren und die Symptome bei Personen mit PMR zu lindern. Durch die Einführung einer entzündungshemmenden Diät haben Personen mit PMR das Potenzial, Entzündungen zu lindern, Symptome zu lindern und ihre allgemeine Lebensqualität zu verbessern.

Wichtige Ernährungsstrategien

1. **Betonen Sie entzündungshemmende Lebensmittel:** Integrieren Sie eine Vielzahl entzündungshemmender Lebensmittel in Ihre Ernährung, darunter Obst, Gemüse, Vollkornprodukte, Nüsse, Samen, fetten Fisch und gesunde Fette wie Olivenöl und Avocado. Diese Lebensmittel sind reich an Antioxidantien, Vitaminen, Mineralien und Phytonährstoffen, die bei der Bekämpfung von

Entzündungen helfen und die allgemeine Gesundheit unterstützen.

2. **Begrenzen Sie entzündliche Lebensmittel:** Reduzieren oder eliminieren Sie Lebensmittel, die Entzündungen fördern können, wie verarbeitete Lebensmittel, raffinierte Kohlenhydrate, zuckerhaltige Snacks und Getränke, frittierte Lebensmittel und Lebensmittel mit hohem Gehalt an gesättigten Fettsäuren und Transfetten. Diese Lebensmittel können zu systemischen Entzündungen beitragen und die Symptome bei Personen mit PMR verschlimmern.

3. **Gewicht und Blutzuckerspiegel verwalten:** Sorgen Sie durch ausgewogene Ernährung und regelmäßige körperliche Aktivität für ein gesundes Gewicht und einen gesunden Blutzuckerspiegel. Übergewicht und erhöhte Blutzuckerwerte können bei Personen mit PMR zu Entzündungen führen und das Risiko von Komplikationen erhöhen.

4. **Trinke genug:** Trinken Sie den ganzen Tag über viel Wasser, um hydriert zu bleiben und eine optimale Körperfunktion zu unterstützen. Eine ausreichende Flüssigkeitszufuhr ist für die Gesundheit der Gelenke, die Verdauung und das allgemeine Wohlbefinden von entscheidender Bedeutung.

5. **Berücksichtigen Sie Nahrungsmittelunverträglichkeiten:** Identifizieren und beseitigen Sie potenzielle Nahrungsmittelunverträglichkeiten oder Allergene, die bei Personen mit PMR Entzündungen auslösen oder die Symptome verschlimmern können. Zu den häufigsten Übeltätern gehören Gluten, Milchprodukte, Soja und Nachtschattengewächse, wobei die individuellen Empfindlichkeiten unterschiedlich sein können.

Personalisierter Ansatz zur Ernährung

Es ist wichtig zu erkennen, dass die Bewältigung von PMR durch Ernährung kein einheitlicher Ansatz ist. Jeder Mensch ist einzigartig und was für den einen funktioniert, funktioniert möglicherweise nicht für den anderen.

Experimentieren Sie mit verschiedenen Ernährungsstrategien, hören Sie auf Ihren Körper und arbeiten Sie mit einem Gesundheitsdienstleister oder einem registrierten Ernährungsberater zusammen, um einen personalisierten Ernährungsplan zu entwickeln, der Ihren spezifischen Bedürfnissen und Vorlieben entspricht.

Wenn wir das komplizierte Zusammenspiel zwischen Ernährung und PMR entschlüsseln, wird deutlich, dass die Ernährung eine entscheidende Rolle bei der Bewältigung dieser komplexen Autoimmunerkrankung spielt. In den folgenden Kapiteln werden wir uns eingehender mit spezifischen Ernährungsinterventionen, Speiseplänen, Rezepten und Lebensstiländerungen befassen, die Menschen mit PMR auf ihrem Weg zu mehr Gesundheit und Wohlbefinden unterstützen sollen.

Wie sich die Ernährung auf Entzündungen auswirkt

Die Ernährung spielt eine wichtige Rolle bei der Regulierung von Entzündungen im Körper und ist daher ein entscheidender Faktor bei der Behandlung von Polymyalgia Rheumatica (PMR). In diesem Abschnitt befassen wir uns mit dem komplexen Zusammenspiel zwischen Ernährung und Entzündungen und untersuchen, wie Ernährungsgewohnheiten die Entzündungsreaktion entweder verstärken oder unterdrücken und sich auf die allgemeinen Gesundheitsergebnisse von Personen mit PMR auswirken können.

Der Entzündungsprozess

Eine Entzündung ist eine komplexe biologische Reaktion des Immunsystems zur Bekämpfung schädlicher Reize wie Krankheitserreger, Verletzungen oder Toxine. Während akute Entzündungen ein wichtiger Bestandteil der körpereigenen Abwehrmechanismen sind, können chronische Entzündungen verheerende Auswirkungen auf Gewebe und Organe haben und zur Pathogenese chronischer Krankheiten, einschließlich PMR, beitragen.

Entzündungsfördernde Lebensmittel

Bestimmte Nahrungsbestandteile fördern nachweislich Entzündungen im Körper, verschlimmern die Symptome und verschlechtern den Ausgang bei Personen mit PMR. Zu diesen entzündungsfördernden Lebensmitteln gehören:

- **Verarbeitete Lebensmittel:** Stark verarbeitete Lebensmittel wie zuckerhaltige Snacks, raffiniertes Getreide und verpackte Snacks enthalten häufig Zusatzstoffe, Konservierungsstoffe und entzündungsfördernde Fette, die bei Personen mit PMR Entzündungen auslösen und die Symptome verschlimmern können.

- **Trans-Fette:** Transfette, die in frittierten Lebensmitteln, Margarine und kommerziellen Backwaren vorkommen, fördern nachweislich Entzündungen und erhöhen das Risiko chronischer Krankheiten, einschließlich Herz-Kreislauf-Erkrankungen und PMR.

- **Zuckerhaltige Getränke:** Mit Zucker gesüßte Getränke wie Limonaden, Fruchtsäfte und Energiegetränke enthalten viel zugesetzten Zucker und tragen zu Entzündungen, Insulinresistenz und Stoffwechselstörungen bei.

- **Rotes und verarbeitetes Fleisch:** Rotes und verarbeitetes Fleisch enthält einen hohen Anteil an gesättigten Fetten und entzündungsfördernden Verbindungen wie Advanced Glycation End Products (AGEs) und Hämeisen, die Entzündungen fördern und das Risiko chronischer Krankheiten erhöhen können.

Entzündungshemmende Lebensmittel

Umgekehrt besitzen bestimmte Nahrungsbestandteile entzündungshemmende Eigenschaften, die dazu beitragen, die Entzündungsreaktion zu dämpfen und die allgemeine Gesundheit und das Wohlbefinden von Personen mit PMR zu fördern. Zu diesen entzündungshemmenden Lebensmitteln gehören:

- **Früchte und Gemüse:** Obst und Gemüse sind reich an Antioxidantien, Vitaminen, Mineralien und Phytonährstoffen und helfen bei der Bekämpfung von Entzündungen und unterstützen die Immunfunktion. Versuchen Sie, eine Vielzahl bunter Obst- und Gemüsesorten in Ihre Ernährung aufzunehmen, um deren entzündungshemmende Wirkung zu maximieren.

- **Vollkorn:** Vollkornprodukte wie Hafer, Quinoa, brauner Reis und Gerste sind reich an Ballaststoffen, Vitaminen und Mineralien, die helfen, Entzündungen zu reduzieren und die Darmgesundheit zu unterstützen. Bevorzugen Sie Vollkornprodukte gegenüber raffiniertem Getreide, um deren entzündungshemmende Eigenschaften zu maximieren.

- **Gesunde Fette:** Gesunde Fette wie Omega-3-Fettsäuren, die in fettem Fisch, Leinsamen, Chiasamen und Walnüssen vorkommen, besitzen starke entzündungshemmende Eigenschaften. Integrieren Sie diese Quellen gesunder Fette in Ihre Ernährung, um Entzündungen zu reduzieren und die Herz-Kreislauf-Gesundheit zu unterstützen.

- **Kräuter und Gewürze:** Kräuter und Gewürze wie Kurkuma, Ingwer, Knoblauch und Zimt enthalten starke entzündungshemmende Verbindungen, die dabei helfen können, die Entzündungsreaktion zu modulieren und die Symptome bei Personen mit PMR zu lindern. Experimentieren Sie mit verschiedenen Kräutern und Gewürzen, um Ihren Mahlzeiten Geschmack und entzündungshemmende Wirkung zu verleihen.

Die Ernährung ausbalancieren

Das Erreichen eines Gleichgewichts zwischen entzündungsfördernden und entzündungshemmenden Lebensmitteln ist der Schlüssel zur Bewältigung von Entzündungen und zur Optimierung der Gesundheitsergebnisse für Personen mit PMR. Durch die Konzentration auf vollwertige, nährstoffreiche Lebensmittel und die Minimierung der Aufnahme verarbeiteter, entzündungsfördernder Lebensmittel können

Einzelpersonen ihr Immunsystem unterstützen, Entzündungen reduzieren und das allgemeine Wohlbefinden verbessern.

Vorausschauen

Während wir das komplexe Zusammenspiel zwischen Ernährung und Entzündungen immer weiter entschlüsseln, wird deutlich, dass Ernährungsgewohnheiten einen tiefgreifenden Einfluss auf die Gesundheitsergebnisse von Personen mit PMR haben. In den folgenden Kapiteln befassen wir uns mit praktischen Ernährungsinterventionen, Speiseplänen und Rezepten, die darauf abzielen, die entzündungshemmende Kraft von Lebensmitteln zu nutzen und Einzelpersonen auf ihrem Weg zu mehr Gesundheit und Wohlbefinden zu unterstützen.

Wichtige Nährstoffe zur Reduzierung von Entzündungen

Die Ernährung spielt eine entscheidende Rolle bei der Regulierung von Entzündungen im Körper und bietet Menschen mit Polymyalgia Rheumatica (PMR) ein wirksames Instrument zur Linderung ihrer Symptome und zur Verbesserung ihres allgemeinen Wohlbefindens. In diesem Abschnitt untersuchen wir wichtige Nährstoffe, die nachweislich entzündungshemmende Eigenschaften besitzen und die Immunfunktion unterstützen, was potenzielle Vorteile für Menschen mit PMR bietet.

Omega-3-Fettsäuren

Omega-3-Fettsäuren, die vor allem in fettem Fisch wie Lachs, Makrele und Sardinen sowie in Leinsamen, Chiasamen und Walnüssen vorkommen, sind für ihre starken entzündungshemmenden Eigenschaften bekannt. Diese essentiellen Fettsäuren tragen dazu bei, die Produktion entzündungsfördernder Zytokine zu reduzieren und die Synthese entzündungshemmender Verbindungen zu fördern, wodurch die Entzündungsreaktion gedämpft und die Symptome bei Personen mit PMR gelindert werden.

Quellen: Fetter Fisch (Lachs, Makrele, Sardinen), Leinsamen, Chiasamen, Walnüsse, Hanfsamen.

Curcumin

Curcumin, der in Kurkuma enthaltene Wirkstoff, ist ein wirksamer entzündungshemmender Wirkstoff mit nachgewiesenem therapeutischem Potenzial bei der Behandlung von Entzündungserkrankungen wie PMR. Curcumin übt seine entzündungshemmende Wirkung aus, indem es entzündungsfördernde Wege hemmt und die Immunfunktion moduliert, was es zu einem vielversprechenden Nahrungsergänzungsmittel für Personen mit PMR macht, die eine natürliche Linderung der Symptome anstreben.

Quellen: Kurkuma (frisch oder gemahlen), Kurkuma-Ergänzungsmittel.

Vitamin-D

Vitamin D spielt eine entscheidende Rolle bei der Immunregulation und ist an der Pathogenese von Autoimmunerkrankungen wie PMR beteiligt. Niedrige Vitamin-D-Spiegel wurden bei Personen mit PMR mit einer erhöhten Krankheitsaktivität und -schwere in Verbindung gebracht. Die Ergänzung mit Vitamin D kann dazu beitragen, die Immunantwort zu modulieren, Entzündungen zu reduzieren und die Ergebnisse für Personen mit PMR zu verbessern.

Quellen: Sonneneinstrahlung, fetter Fisch (Lachs, Makrele, Thunfisch), angereicherte Lebensmittel (Milch, Orangensaft, Getreide), Vitamin-D-Ergänzungsmittel.

Antioxidantien

Antioxidantien wie Vitamin C und E, Beta-Carotin und Selen helfen, freie Radikale zu neutralisieren und oxidativen Stress im Körper zu reduzieren. Durch die Linderung oxidativer Schäden und Entzündungen spielen Antioxidantien eine entscheidende Rolle bei der Unterstützung der Immunfunktion und der Förderung der allgemeinen Gesundheit und des Wohlbefindens von Personen mit PMR.

Quellen: Zitrusfrüchte (Orangen, Zitronen, Limetten), Beeren (Heidelbeeren, Erdbeeren, Himbeeren), Nüsse und Samen, Blattgemüse (Spinat, Grünkohl), Paprika, Avocados, Olivenöl, selenreiche Lebensmittel (Paranüsse, Meeresfrüchte).

Probiotika

Probiotika sind nützliche Bakterien, die die Darmgesundheit und die Immunfunktion unterstützen und eine Schlüsselrolle bei der Regulierung von Entzündungen im Körper spielen. Neue Forschungsergebnisse deuten darauf hin, dass Probiotika dazu beitragen können, Entzündungen zu reduzieren und die Symptome bei Personen mit Autoimmunerkrankungen wie PMR zu verbessern, indem sie ein gesundes Darmmikrobiom fördern und die Immunantwort modulieren.

Quellen: Joghurt, Kefir, fermentierte Lebensmittel (Kimchi, Sauerkraut, Miso), probiotische Nahrungsergänzungsmittel.

Alles zusammenfügen

Die Aufnahme einer Vielzahl nährstoffreicher Lebensmittel in Ihre Ernährung kann dazu beitragen, die Immunfunktion zu unterstützen, Entzündungen zu reduzieren und die Ergebnisse für Menschen mit PMR zu verbessern. Durch die Konzentration auf vollwertige, minimal verarbeitete Lebensmittel und die Einbeziehung wichtiger Nährstoffe mit entzündungshemmenden Eigenschaften können Einzelpersonen ihre Nahrungsaufnahme optimieren und ihre allgemeine Gesundheit und ihr Wohlbefinden unterstützen.

Während wir die Rolle der Ernährung bei der Behandlung von PMR weiter erforschen, wird deutlich, dass Schlüsselnährstoffe eine entscheidende Rolle bei der Modulation von Entzündungen und der Unterstützung der Immunfunktion spielen. In den folgenden Kapiteln werden wir uns eingehender mit praktischen Ernährungsinterventionen, Speiseplänen und Rezepten befassen, die darauf abzielen, die Heilkraft von Nährstoffen zu nutzen und Menschen mit PMR in die Lage zu versetzen, die Kontrolle über ihre Gesundheit und ihr Wohlbefinden zu übernehmen.

Lebensmittel zu vermeiden

Identifizierung und Beseitigung entzündungsfördernder Übeltäter

Die Behandlung von Polymyalgia Rheumatica (PMR) durch die Ernährung umfasst nicht nur die Aufnahme entzündungshemmender Lebensmittel, sondern auch die Identifizierung und Vermeidung von Lebensmitteln, die Entzündungen verschlimmern und die Symptome verschlimmern können. In diesem Abschnitt untersuchen wir gängige entzündungsfördernde Lebensmittel und geben praktische Tipps, wie Sie sie reduzieren oder aus Ihrer Ernährung streichen können, um bessere Gesundheitsergebnisse zu erzielen.

Verarbeitete und verpackte Lebensmittel

Verarbeitete und verpackte Lebensmittel enthalten oft einen hohen Anteil an raffiniertem Zucker, ungesunden Fetten und künstlichen Zusatzstoffen, die alle zu Entzündungen beitragen und sich negativ auf Personen mit PMR auswirken können. Diese Lebensmittel haben typischerweise einen geringen Nährwert und können das natürliche Entzündungsgleichgewicht des Körpers stören.

Beispiele: Snacks (Chips, Cracker), zuckerhaltige Cerealien, Tiefkühlgerichte, Dosensuppen, Instantnudeln.

Raffinierte Kohlenhydrate und Zucker

Raffinierte Kohlenhydrate und Zucker können zu einem schnellen Anstieg des Blutzuckerspiegels führen, was zu verstärkter Entzündung und Insulinresistenz führt. Ein hoher Verzehr dieser Lebensmittel wird mit verschiedenen chronischen Krankheiten in Verbindung gebracht, darunter auch entzündlichen Erkrankungen wie PMR.

Beispiele: Weißbrot, weißer Reis, Gebäck, Süßigkeiten, Limonade, gesüßte Getränke, Desserts.

Transfette und hydrierte Öle

Transfette und gehärtete Öle fördern bekanntermaßen Entzündungen und erhöhen das Risiko chronischer Krankheiten. Diese ungesunden Fette sind in vielen kommerziell zubereiteten Lebensmitteln enthalten und sollten minimiert oder aus der Ernährung gestrichen werden.

Beispiele: Margarine, Backfett, frittierte Lebensmittel, Backwaren (Kekse, Kuchen, Torten), Mikrowellen-Popcorn.

Rotes und verarbeitetes Fleisch

Rotes und verarbeitetes Fleisch enthält einen hohen Anteil an gesättigten Fetten und entzündlichen Verbindungen, wie z. B. fortgeschrittene Glykationsendprodukte (AGEs) und Nitrate. Diese Stoffe können Entzündungen fördern und werden mit einem erhöhten Risiko für chronische Entzündungserkrankungen in Verbindung gebracht.

Beispiele: Rind, Schwein, Lamm, Speck, Wurst, Hot Dogs, Wurstwaren.

Milchprodukte

Bei einigen Personen mit PMR können Milchprodukte die Entzündung verschlimmern und die Symptome verschlimmern. Dies kann auf eine Laktoseintoleranz oder eine Empfindlichkeit gegenüber Kasein, einem in der Milch vorkommenden Protein, zurückzuführen sein. Es ist wichtig zu beachten, dass die Auswirkungen von Milchprodukten von Person zu Person unterschiedlich sein können und einige sie möglicherweise besser vertragen als andere.

Beispiele: Milch, Käse, Joghurt, Butter, Eis.

Glutenhaltige Lebensmittel

Gluten, ein Protein, das in Weizen, Gerste und Roggen vorkommt, kann bei Personen, die empfindlich oder intolerant darauf reagieren, Entzündungen auslösen. Obwohl nicht jeder mit PMR von Gluten betroffen ist, können Menschen mit einer Empfindlichkeit davon profitieren, glutenhaltige Lebensmittel aus ihrer Ernährung zu reduzieren oder zu streichen.

Beispiele: Brot, Nudeln, Müsli, Backwaren, Bier.

Nachtschattengewächse

Nachtschattengewächse wie Tomaten, Kartoffeln, Auberginen und Paprika enthalten Alkaloide, die bei manchen Menschen mit Autoimmunerkrankungen wie PMR Entzündungen auslösen können. Auch wenn die Beweise gemischt sind, kann es für manche Menschen Erleichterung finden, wenn sie dieses Gemüse meiden.

Beispiele: Tomaten, Kartoffeln, Auberginen, Paprika, Chilischoten.

Alkohol

Übermäßiger Alkoholkonsum kann zu systemischen Entzündungen führen und die Immunfunktion negativ beeinflussen. Die Einschränkung des Alkoholkonsums oder dessen gänzlicher Verzicht kann dazu beitragen, Entzündungen zu reduzieren und die allgemeine Gesundheit von Personen mit PMR zu unterstützen.

Beispiele: Bier, Wein, Spirituosen, Cocktails.

Praktische Tipps zur Vermeidung entzündungsfördernder Lebensmittel

1. **Etiketten lesen:** Lesen Sie die Lebensmitteletiketten sorgfältig durch, um versteckte Quellen für raffinierten Zucker, Transfette und künstliche Zusatzstoffe zu identifizieren und zu vermeiden.

2. **Zuhause kochen:** Wenn Sie Mahlzeiten zu Hause mit frischen, vollständigen Zutaten zubereiten, können Sie kontrollieren, was in Ihre Lebensmittel gelangt, und entzündungsfördernde Zusatzstoffe vermeiden.

3. **Wählen Sie Vollwertkost:** Konzentrieren Sie sich auf vollwertige, unverarbeitete Lebensmittel wie Obst, Gemüse, Vollkornprodukte, mageres Eiweiß und gesunde Fette.

4. **Experimentieren Sie mit Alternativen:** Entdecken Sie Alternativen zu gängigen entzündungsfördernden Lebensmitteln, z. B. die Verwendung von glutenfreiem Getreide, milchfreien Produkten und pflanzlichen Proteinen.

Vorausschauen

Durch die Identifizierung und Vermeidung entzündungsfördernder Lebensmittel können Personen mit PMR proaktive Maßnahmen ergreifen, um Entzündungen zu reduzieren, Symptome zu lindern und ihre allgemeine Lebensqualität zu verbessern. In den folgenden Kapiteln befassen wir uns mit praktischen Ernährungsinterventionen, Speiseplänen und Rezepten, die den Einzelnen auf seinem Weg zu mehr Gesundheit und Wohlbefinden unterstützen sollen.

KAPITEL 4

AUFBAU EINER POLYMYALGIA RHEUMATICA-FREUNDLICHEN ERNÄHRUNG

Die Erstellung einer Diät, die die Behandlung von Polymyalgia Rheumatica (PMR) unterstützt, erfordert die Einbeziehung nährstoffreicher, entzündungshemmender Lebensmittel, die zur Linderung der Symptome und zur Förderung der allgemeinen Gesundheit beitragen. Dieser Abschnitt bietet einen umfassenden Leitfaden zum Aufbau einer PMR-freundlichen Ernährung, einschließlich praktischer Tipps, Strategien zur Essensplanung und Beispielen für nahrhafte Lebensmittel.

Prinzipien einer entzündungshemmenden Diät

1. **Konzentrieren Sie sich auf Vollwertkost:** Betonen Sie vollwertige, minimal verarbeitete Lebensmittel, die wichtige Nährstoffe und Antioxidantien zur Bekämpfung von Entzündungen liefern.

2. **Balance Makronährstoffe:** Sorgen Sie für eine ausgewogene Zufuhr von Kohlenhydraten, Proteinen und Fetten, um die allgemeine Gesundheit und das Energieniveau zu unterstützen.

3. **Integrieren Sie entzündungshemmende Lebensmittel:** Nehmen Sie Lebensmittel zu sich, die für ihre entzündungshemmenden Eigenschaften bekannt sind, um die Symptome zu lindern und das Wohlbefinden zu fördern.

4. **Trinke genug:** Eine ausreichende Flüssigkeitszufuhr ist entscheidend für die Gesundheit der Gelenke, die Verdauung und die gesamten Körperfunktionen.

Wesentliche Bestandteile einer PMR-freundlichen Ernährung

Früchte und Gemüse

Obst und Gemüse sind reich an Vitaminen, Mineralien, Antioxidantien und Phytonährstoffen, die helfen, Entzündungen zu reduzieren und die Immunfunktion zu unterstützen. Versuchen Sie, bei jeder Mahlzeit die Hälfte Ihres Tellers mit verschiedenen bunten Obst- und Gemüsesorten zu füllen.

Beispiele: Beeren, Orangen, Äpfel, Blattgemüse, Paprika, Tomaten, Karotten, Brokkoli.

Vollkorn

Vollkornprodukte liefern wichtige Ballaststoffe, Vitamine und Mineralien, die die Gesundheit des Verdauungssystems unterstützen und Entzündungen reduzieren. Bevorzugen Sie Vollkornprodukte gegenüber raffiniertem Getreide, um deren Nährwertvorteile zu maximieren.

Beispiele: Quinoa, brauner Reis, Hafer, Gerste, Vollkorn, Bulgur.

Gesunde Fette

Gesunde Fette, insbesondere Omega-3-Fettsäuren, spielen eine entscheidende Rolle bei der Reduzierung von Entzündungen und der Unterstützung der Herzgesundheit. Integrieren Sie täglich gesunde Fettquellen in Ihre Ernährung.

Beispiele: Fetter Fisch (Lachs, Makrele, Sardinen), Leinsamen, Chiasamen, Walnüsse, Olivenöl, Avocados.

Schlanke Proteine

Protein ist für die Muskelreparatur und die Immunfunktion unerlässlich. Wählen Sie magere Proteinquellen, um Ihren Körper mit den notwendigen Bausteinen zu versorgen, ohne zu Entzündungen beizutragen.

Beispiele: Geflügel ohne Haut, Fisch, Hülsenfrüchte, Bohnen, Tofu, Tempeh, Nüsse, Samen.

Kräuter und Gewürze

Kräuter und Gewürze sind nicht nur aromatisch, sondern auch voller entzündungshemmender Verbindungen. Experimentieren Sie mit verschiedenen Kräutern und Gewürzen, um den Geschmack und den Nährwert Ihrer Mahlzeiten zu verbessern.

Beispiele: Kurkuma, Ingwer, Knoblauch, Zimt, Rosmarin, Thymian, Basilikum.

Fermentierte Lebensmittel

Fermentierte Lebensmittel unterstützen die Darmgesundheit, indem sie nützliche Probiotika liefern, die dabei helfen können, das Immunsystem zu modulieren und Entzündungen zu reduzieren.

Beispiele: Joghurt, Kefir, Sauerkraut, Kimchi, Miso, Kombucha.

Ausgewogene Mahlzeiten zusammenstellen

Achten Sie beim Zusammenstellen einer Mahlzeit auf einen ausgewogenen Teller, der verschiedene Lebensmittelgruppen umfasst. Eine einfache Richtlinie besteht darin, die Hälfte Ihres Tellers mit Obst und Gemüse, ein Viertel mit magerem Eiweiß und ein Viertel mit Vollkornprodukten zu füllen. Fügen Sie nach Bedarf gesunde Fette hinzu, um die Mahlzeit abzurunden.

Beispiel-Speiseplan

Frühstück:

- **Overnight Oats:** In Mandelmilch mit Chiasamen getränkte Haferflocken, garniert mit frischen Beeren und einem Schuss Honig.

- **Grüner Smoothie:** Spinat, Grünkohl, Avocado, Banane und Leinsamen, gemischt mit Wasser oder Pflanzenmilch.

Mittagessen:

- **Quinoa-Salat:** Quinoa gemischt mit Kichererbsen, Kirschtomaten, Gurken, roten Zwiebeln und einem Zitronen-Tahini-Dressing.

- **Wrap mit gegrilltem Hähnchen:** Vollkorn-Wrap gefüllt mit gegrilltem Hähnchen, gemischtem Gemüse, Avocado und einer Prise Kurkuma.

Snack:

- **Griechischer Joghurt:** Griechischer Joghurt mit Walnüssen und einem Schuss Honig.

- **Gemüsesticks:** Karotten- und Selleriestangen mit Hummus.

Abendessen:

- **Gebackener Lachs:** Gebackenes Lachsfilet mit gedünstetem Brokkoli und Süßkartoffelspalten.

- **Pfannenrühren:** Gebratener Tofu mit gemischtem Gemüse (Paprika, Erbsen, Karotten) und braunem Reis, gewürzt mit Ingwer und Knoblauch.

Flüssigkeitszufuhr

Eine ausreichende Flüssigkeitszufuhr ist für die Erhaltung der Gelenkgesundheit und der allgemeinen Körperfunktionen unerlässlich. Versuchen Sie, täglich mindestens 8–10 Gläser Wasser zu trinken, und ziehen Sie für zusätzliche Abwechslung Kräutertees oder angereichertes Wasser in Betracht.

Anpassen Ihrer Ernährung

Jeder Mensch ist einzigartig und die Ernährungsbedürfnisse können je nach persönlichem Gesundheitszustand, Vorlieben und Toleranzen variieren. Es ist wichtig, auf Ihren Körper zu hören und Ihre Ernährung entsprechend anzupassen. Die Zusammenarbeit mit einem Gesundheitsdienstleister oder einem registrierten Ernährungsberater kann Ihnen eine individuelle Beratung bieten, die Ihnen dabei hilft, Ihre Nahrungsaufnahme zu optimieren und PMR effektiv zu bewältigen.

Vorausschauen

Der Aufbau einer PMR-freundlichen Ernährung ist ein proaktiver Schritt zur Behandlung von Entzündungen und zur Verbesserung der allgemeinen Gesundheit. In den folgenden Kapiteln befassen wir uns mit detaillierten Speiseplänen, köstlichen Rezepten und praktischen Tipps, die Ihnen bei der Umsetzung und Aufrechterhaltung einer entzündungshemmenden Diät helfen, die auf Ihre Bedürfnisse und Vorlieben zugeschnitten ist.

Entzündungshemmende Lebensmittel

Entzündungshemmende Lebensmittel sind der Grundstein einer Diät zur Behandlung von Polymyalgia Rheumatica (PMR). Diese Lebensmittel enthalten natürliche Verbindungen, die helfen, Entzündungen zu reduzieren, die Immunfunktion zu unterstützen und die allgemeine Gesundheit zu fördern. In diesem Abschnitt untersuchen wir verschiedene entzündungshemmende Lebensmittel, ihre Vorteile und praktische Möglichkeiten, sie in Ihre täglichen Mahlzeiten zu integrieren.

Früchte und Gemüse

Obst und Gemüse sind reich an Vitaminen, Mineralien, Antioxidantien und Phytonährstoffen, die alle eine entscheidende Rolle bei der Reduzierung von Entzündungen und der Unterstützung der allgemeinen Gesundheit spielen. Versuchen Sie, eine große Auswahl an farbenfrohen Obst- und Gemüsesorten in Ihre Ernährung aufzunehmen, um deren entzündungshemmende Wirkung zu maximieren.

Beeren:

- **Vorteile:** Beeren wie Blaubeeren, Erdbeeren, Himbeeren und Brombeeren sind reich an Antioxidantien, insbesondere Anthocyanen, die dabei helfen, oxidativen Stress zu bekämpfen und Entzündungen zu reduzieren.

- **Gründung:** Fügen Sie Beeren zu Smoothies, Joghurt oder Haferflocken hinzu oder genießen Sie sie als Snack.

Blattgemüse:

- **Vorteile:** Blattgemüse wie Spinat, Grünkohl und Mangold sind reich an Vitamin A, C und K sowie Antioxidantien und entzündungshemmenden Verbindungen.

- **Gründung:** Verwenden Sie Blattgemüse in Salaten, Smoothies, Pfannengerichten oder als Basis für Wraps und Sandwiches.

Kreuzblütler:

- **Vorteile:** Gemüse wie Brokkoli, Blumenkohl, Rosenkohl und Kohl enthalten Sulforaphan, eine Verbindung, die für ihre entzündungshemmenden und entgiftenden Eigenschaften bekannt ist.

- **Gründung:** Kreuzblütler können als Beilage gedünstet, gebraten oder angebraten oder zu Suppen und Eintöpfen hinzugefügt werden.

Tomaten:

- **Vorteile:** Tomaten sind reich an Lycopin, einem Antioxidans, das Entzündungen reduziert und vor chronischen Krankheiten schützt.

- **Gründung:** Genießen Sie Tomaten in Salaten, Saucen, Suppen oder als frischen Snack.

Gesunde Fette

Gesunde Fette, insbesondere Omega-3-Fettsäuren, sind entscheidend für die Reduzierung von Entzündungen und die Unterstützung der Gesundheit von Herz und Gehirn. Integrieren Sie diese Fette in Ihre Ernährung, um ihre entzündungshemmende Wirkung zu nutzen.

Fetter Fisch:

- **Vorteile:** Fische wie Lachs, Makrele, Sardinen und Forelle sind reich an Omega-3-Fettsäuren, die dazu beitragen, die Produktion entzündungsfördernder Zytokine zu reduzieren.

- **Gründung:** Versuchen Sie, mindestens zweimal pro Woche fetten Fisch in Ihre Ernährung aufzunehmen. Grillen, backen oder braten Sie Fisch in der Pfanne und servieren Sie ihn mit Gemüse und Vollkornprodukten.

Nüsse und Samen:

- **Vorteile:** Nüsse und Samen, darunter Walnüsse, Leinsamen, Chiasamen und Mandeln, sind reich an Omega-3-Fettsäuren, Ballaststoffen und Antioxidantien.

- **Gründung:** Fügen Sie Nüsse und Samen zu Salaten, Joghurt oder Haferflocken hinzu oder genießen Sie sie als Snack.

Olivenöl:

- **Vorteile:** Extra natives Olivenöl enthält Oleocanthal, eine Verbindung mit entzündungshemmenden Eigenschaften ähnlich wie Ibuprofen.

- **Gründung:** Verwenden Sie Olivenöl als Dressing für Salate, als Basis für Marinaden oder zum Kochen und Anbraten von Gemüse.

Avocados:

- **Vorteile:** Avocados sind reich an einfach ungesättigten Fetten, Ballaststoffen und Antioxidantien, die alle dazu beitragen, Entzündungen zu reduzieren.

- **Gründung:** Fügen Sie Avocado zu Salaten, Smoothies und Sandwiches hinzu oder genießen Sie sie als Aufstrich auf Vollkorntoast.

Vollkorn

Vollkorn liefert wichtige Ballaststoffe, Vitamine und Mineralien, die helfen, Entzündungen zu reduzieren und die Verdauungsgesundheit zu unterstützen. Bevorzugen Sie Vollkornprodukte gegenüber raffiniertem Getreide, um deren Nährwertvorteile zu maximieren.

Beispiele:

- **Quinoa, brauner Reis, Hafer, Gerste, Vollkorn.**

- **Gründung:** Verwenden Sie Vollkorn als Basis für Salate, Beilagen, Frühstücksflocken und zum Backen.

Kräuter und Gewürze

Kräuter und Gewürze sind nicht nur aromatisch, sondern auch voller entzündungshemmender Verbindungen. Integrieren Sie eine Vielzahl von Kräutern und Gewürzen in Ihre Küche, um sowohl den Geschmack als auch die gesundheitlichen Vorteile Ihrer Mahlzeiten zu verbessern.

Kurkuma:

- **Vorteile:** Enthält Curcumin, eine starke entzündungshemmende und antioxidative Verbindung.

- **Gründung:** Fügen Sie Kurkuma zu Suppen, Eintöpfen, Currys, Smoothies oder Tees hinzu. Kombinieren Sie es mit schwarzem Pfeffer, um die Absorption zu verbessern.

Ingwer:

- **Vorteile:** Ingwer enthält Gingerol, eine Verbindung mit starker entzündungshemmender und antioxidativer Wirkung.

- **Gründung:** Verwenden Sie frischen oder pulverisierten Ingwer in Tees, Smoothies, Pfannengerichten und Backwaren.

Knoblauch:

- **Vorteile:** Knoblauch ist reich an Schwefelverbindungen, die entzündungshemmende und immunstärkende Eigenschaften haben.

- **Gründung:** Fügen Sie Knoblauch zu Dressings, Marinaden, Saucen und herzhaften Gerichten hinzu.

Zimt:

- **Vorteile:** Zimt hat antioxidative Eigenschaften und hilft, Entzündungen zu reduzieren und den Blutzuckerspiegel zu regulieren.

- **Gründung:** Streuen Sie Zimt auf Haferflocken, Joghurt, Obst und Backwaren.

Flüssigkeitszufuhr

Für die Erhaltung der allgemeinen Gesundheit und die Reduzierung von Entzündungen ist eine ausreichende Flüssigkeitszufuhr unerlässlich. Versuchen Sie, den ganzen Tag über viel Wasser zu trinken und feuchtigkeitsspendende Lebensmittel in Ihre Ernährung aufzunehmen.

Feuchtigkeitsspendende Lebensmittel:

- **Gurken, Wassermelone, Sellerie, Zitrusfrüchte.**

- **Gründung:** Genießen Sie diese Lebensmittel als Snacks, in Salaten oder als Teil feuchtigkeitsspendender Smoothies.

Alles zusammenfügen

Indem Sie eine Vielzahl entzündungshemmender Lebensmittel in Ihre Ernährung integrieren, können Sie dazu beitragen, Entzündungen zu reduzieren, PMR-Symptome zu lindern und die allgemeine Gesundheit zu fördern. Konzentrieren Sie sich auf vollwertige, nährstoffreiche Lebensmittel und experimentieren Sie mit verschiedenen Kombinationen, um Ihre Mahlzeiten angenehm und abwechslungsreich zu gestalten.

Vorausschauen

Während wir uns weiterhin mit Ernährungsstrategien für den Umgang mit PMR befassen, finden Sie in den nächsten Kapiteln detaillierte Speisepläne, köstliche Rezepte und praktische Tipps, die Ihnen bei der Umsetzung und Aufrechterhaltung einer entzündungshemmenden Diät helfen, die auf Ihre Bedürfnisse und Vorlieben zugeschnitten ist.

Ausgewogene Mahlzeiten zubereiten

Gestaltung nahrhafter und entzündungshemmender Platten

Für eine wirksame Behandlung der Polymyalgia Rheumatica (PMR) ist die Zusammenstellung ausgewogener Mahlzeiten von entscheidender Bedeutung. Ausgewogene Mahlzeiten liefern die notwendigen Nährstoffe, um die allgemeine Gesundheit zu unterstützen, Entzündungen zu reduzieren und das Energieniveau den ganzen Tag über aufrechtzuerhalten. In diesem Abschnitt befassen wir uns mit den Schlüsselkomponenten einer ausgewogenen Mahlzeit, praktischen Tipps für die Essensplanung und Beispielen für ausgewogene Mahlzeiten, die sowohl lecker als auch entzündungshemmend sind.

Die Bestandteile einer ausgewogenen Mahlzeit

Um eine ausgewogene Mahlzeit zuzubereiten, achten Sie darauf, die folgenden Komponenten einzubeziehen:

1. **Proteine:** Unentbehrlich für die Muskelreparatur und die Immunfunktion. Wählen Sie magere und pflanzliche Quellen, um Entzündungen zu minimieren.

2. **Kohlenhydrate:** Sorgen Sie für Energie und Ballaststoffe. Entscheiden Sie sich für Vollkornprodukte und komplexe Kohlenhydrate für eine nachhaltige Energie- und Blutzuckerkontrolle.

3. **Fette:** Wichtig für die Nährstoffaufnahme und die Gesundheit des Gehirns. Konzentrieren Sie sich auf gesunde Fette mit entzündungshemmenden Eigenschaften.

4. **Früchte und Gemüse:** Reich an Vitaminen, Mineralien und Antioxidantien. Versuchen Sie, die Hälfte Ihres Tellers mit einer Vielzahl farbenfroher Produkte zu füllen.

5. **Flüssigkeitszufuhr:** Unverzichtbar für die allgemeine Gesundheit und Gelenkfunktion. Nehmen Sie feuchtigkeitsspendende Nahrungsmittel und Getränke zu sich.

Erstellen Sie Ihren Teller

Proteine

- **Mageres Fleisch:** Huhn, Truthahn, mageres Rind- oder Schweinefleisch.

- **Fisch:** Lachs, Makrele, Sardinen, Forelle.

- **Pflanzlich:** Bohnen, Linsen, Kichererbsen, Tofu, Tempeh, Quinoa.

- **Milchalternativen:** Griechischer Joghurt, Hüttenkäse, pflanzlicher Joghurt.

Kohlenhydrate

- **Vollkorn:** Brauner Reis, Quinoa, Gerste, Hafer, Vollkorn.

- **Stärkehaltiges Gemüse:** Süßkartoffeln, Kürbis, Mais, Erbsen.

- **Früchte:** Äpfel, Beeren, Bananen, Orangen.

Fette

- **Gesunde Öle:** Olivenöl, Avocadoöl.

- **Nüsse und Samen:** Walnüsse, Mandeln, Chiasamen, Leinsamen.

- **Avocado:** Fügt gesunde Fette und Ballaststoffe hinzu.

Früchte und Gemüse

- **Blattgemüse:** Spinat, Grünkohl, Mangold.

- **Kreuzblütler:** Brokkoli, Blumenkohl, Rosenkohl.

- **Buntes Gemüse:** Paprika, Karotten, Tomaten, Rüben.

- **Früchte:** Beeren, Zitrusfrüchte, Trauben, Kiwi.

Probieren Sie ausgewogene Mahlzeiten

Frühstück:

- **Avocado-Toast mit Eiern:**

- o Vollkorntoast mit zerdrückter Avocado, einer Prise Chiasamen und einem pochierten Ei.

- o Mit frischen Beeren und einem Glas Wasser oder Kräutertee servieren.

- **Beeren-Quinoa-Bowl:**

  - o Gekochter Quinoa, gemischt mit Mandelmilch, garniert mit frischen Beeren, einem Schuss Honig und einer Prise Leinsamen.

  - o Fügen Sie eine Handvoll Spinat oder Grünkohl als Beilage hinzu, um zusätzliches Grün zu erhalten.

Mittagessen:

- **Mediterraner Salat:**

  - o Gemischtes Gemüse, garniert mit gegrilltem Hähnchen, Kirschtomaten, Gurken, Oliven, roten Zwiebeln und Feta-Käse.

  - o Mit Olivenöl und Zitronensaft beträufeln. Mit einer Beilage Vollkorn-Fladenbrot servieren.

- **Gemüse- und Linsensuppe:**

  - o Eine herzhafte Suppe aus Linsen, Karotten, Sellerie, Tomaten und Spinat.

  - o Mit Vollkorncrackern oder einer Scheibe Vollkornbrot servieren.

Snack:

- **Griechischer Joghurt mit Nüssen:**

  - o Griechischer Joghurt, garniert mit einer Handvoll Walnüssen und einem Schuss Honig.

- o Fügen Sie ein paar Apfel- oder Birnenscheiben hinzu, um zusätzliche Ballaststoffe zu erhalten.

- **Gemüsesticks mit Hummus:**

  - o Karotten-, Sellerie- und Paprikastangen, serviert mit einer Portion Hummus.

  - o Für zusätzlichen Geschmack mit Paprika oder Kreuzkümmel bestreuen.

Abendessen:

- **Gebackener Lachs mit Quinoa und Spargel:**

  - o Gebackenes Lachsfilet, gewürzt mit Zitrone und Kräutern, serviert mit einer Beilage Quinoa und geröstetem Spargel.

  - o Den Spargel vor dem Braten mit Olivenöl und einer Prise Knoblauchpulver beträufeln.

- **Gebratener Tofu mit Gemüse:**

  - o Tofu mit Brokkoli, Paprika, Zuckererbsen und Karotten in einer Ingwer-Knoblauch-Sauce anbraten.

  - o Für eine kohlenhydratarme Variante mit braunem Reis oder Blumenkohlreis servieren.

Nachtisch:

- **Chia-Samen Pudding:**

  - o Chiasamen über Nacht in Mandelmilch eingeweicht, mit Vanilleextrakt aromatisiert und mit frischen Früchten garniert.

  - o Nach Belieben mit einem Hauch Ahornsirup süßen.

Tipps für eine erfolgreiche Essensplanung

1. **Vorausplanen:** Nehmen Sie sich jede Woche Zeit, um Ihre Mahlzeiten zu planen, eine Einkaufsliste zu erstellen und Zutaten vorzubereiten.

2. **Batch-Kochen:** Bereiten Sie größere Mengen an Mahlzeiten zu und bewahren Sie Portionen für die spätere Verwendung auf. Das spart Zeit und stellt sicher, dass Ihnen gesunde Optionen zur Verfügung stehen.

3. **Vielfalt:** Integrieren Sie eine Vielzahl von Lebensmitteln, um sicherzustellen, dass Sie eine breite Palette an Nährstoffen erhalten und Ermüdungserscheinungen beim Essen vorbeugen.

4. **Hören Sie auf Ihren Körper:** Passen Sie Portionsgrößen und Mahlzeitenbestandteile an Ihren Hunger und Ihre Ernährungsbedürfnisse an.

Vorausschauen

Die Zubereitung ausgewogener, entzündungshemmender Mahlzeiten ist ein grundlegender Schritt bei der Behandlung von PMR und der Förderung der allgemeinen Gesundheit. In den kommenden Kapiteln stellen wir detaillierte Speisepläne, köstliche Rezepte und zusätzliche Strategien vor, die Ihnen dabei helfen, diese Prinzipien nahtlos in Ihren Alltag zu integrieren.

Einkaufstipps und Grundnahrungsmittel für die Speisekammer

Eine gut ausgestattete Küche ist für die Aufrechterhaltung einer gesunden, entzündungshemmenden Ernährung, die die Behandlung von Polymyalgia Rheumatica (PMR) unterstützt, unerlässlich. In diesem Abschnitt finden Sie praktische Einkaufstipps und eine Liste der Grundnahrungsmittel für die Speisekammer, damit Sie fundierte Entscheidungen treffen und sicherstellen können, dass Sie immer die richtigen Zutaten zur Hand haben.

Einkaufstipps

1. Planen Sie Ihre Mahlzeiten

- **Erstellen Sie ein Wochenmenü:** Wenn Sie Ihre Mahlzeiten im Voraus planen, bleiben Sie organisiert und stellen sicher, dass Sie eine Vielzahl entzündungshemmender Lebensmittel in Ihre Ernährung aufnehmen.

- **Eine Einkaufsliste schreiben:** Erstellen Sie basierend auf Ihrem Essensplan eine detaillierte Einkaufsliste. So vermeiden Sie Spontankäufe und stellen sicher, dass Sie nur das kaufen, was Sie brauchen.

2. Kaufen Sie den Perimeter

- **Fokus auf frische Produkte:** In den meisten Lebensmittelgeschäften finden Sie frisches Obst, Gemüse, Fleisch und Milchprodukte. In diesen Gegenden werden in der Regel vollwertige, minimal verarbeitete Lebensmittel angeboten, die für eine entzündungshemmende Ernährung von entscheidender Bedeutung sind.

- **Begrenzen Sie verarbeitete Lebensmittel:** Obwohl einige verarbeitete Lebensmittel notwendig sind, sollten Sie darauf achten, Einkäufe in den Mittelgängen einzuschränken, wo häufig verarbeitete und verpackte Produkte zu finden sind.

3. Lesen Sie die Etiketten sorgfältig durch

- **Überprüfen Sie die Zutaten:** Suchen Sie nach kurzen Zutatenlisten mit erkennbaren Elementen. Vermeiden Sie Produkte mit zugesetztem Zucker, künstlichen Zusatzstoffen und ungesunden Fetten.

- **Nährwert-Information:** Achten Sie auf die Nährwertkennzeichnung, um sicherzustellen, dass Sie Produkte auswählen, die Ihren Ernährungszielen entsprechen.

4. Kaufen Sie in der Saison

- **Saisonale Produkte:** Frisches Obst und Gemüse ist oft günstiger und schmackhafter, wenn es Saison hat. Sie haben tendenziell auch einen höheren Nährwert.

- **Lokale Märkte:** Besuchen Sie Bauernmärkte für saisonale und lokal angebaute Produkte. Dies unterstützt lokale Landwirte und bietet oft frischere Optionen.

5. Wählen Sie Qualität statt Quantität

- **Bio-Optionen:** Wenn möglich, wählen Sie Bio-Produkte, um die Belastung durch Pestizide zu verringern. Priorisieren Sie Bio in der „Dirty Dozen"-Liste von Obst und Gemüse, das typischerweise höhere Pestizidrückstände aufweist.

- **Wildfang und Grasfütterung:** Entscheiden Sie sich für wild gefangenen Fisch und Fleisch von Weidetieren, die im Allgemeinen mehr Omega-3-Fettsäuren und weniger entzündungsfördernde Omega-6-Fettsäuren enthalten.

6. Kaufen Sie intelligent nach Angeboten

- **Großeinkauf:** Kaufen Sie haltbare Produkte wie Getreide, Nüsse und Samen in großen Mengen, um Geld zu sparen.

- **Verkäufe und Rabatte:** Profitieren Sie von Sonderangeboten und Rabatten auf gesunde Grundnahrungsmittel. Besorgen Sie sich Artikel mit längerer Haltbarkeit.

Grundnahrungsmittel für die Speisekammer für eine entzündungshemmende Ernährung

Eine gut gefüllte Speisekammer stellt sicher, dass Sie immer das Nötigste zur Hand haben, um nahrhafte Mahlzeiten zuzubereiten. Hier sind einige wichtige Grundnahrungsmittel für die Speisekammer, die Sie berücksichtigen sollten:

Vollkorn

- **Quinoa**

- **brauner Reis**

- **Hafer**

- **Gerste**

- **Vollkornnudeln**

Hülsenfrüchte und Bohnen

- **Kichererbsen**

- **Linsen**

- **Schwarze Bohnen**

- **Cannellini-Bohnen**

- **Kidneybohnen**

Nüsse und Samen

- **Walnüsse**

- **Mandeln**

- **Chiasamen**

- **Leinsamen**

- **Kürbiskerne**

Gesunde Öle

- **Natives Olivenöl extra**

- **Avocadoöl**

- Kokosöl (in Maßen)

Kräuter und Gewürze

- Kurkuma

- Ingwer

- Knoblauchpulver

- Zimt

- Paprika

- Oregano

- Basilikum

Konserven und Gläser

- Tomaten (gewürfelt, zerdrückt oder Soße)

- Thunfisch oder Lachs (in Wasser)

- Artischocken Herzen

- Oliven

- Gurken (natriumarm)

Gewürze und Aromen

- Natriumarme Sojasauce oder Tamari

- Apfelessig

- Balsamico Essig

- Honig oder Ahornsirup (in Maßen)

- Nussbutter (Mandel-, Erdnuss- oder Sonnenblumenbutter)

Gefrorenes Essen

- Gefrorene Beeren

- **Gefrorenes Gemüse (Spinat, Brokkoli, gemischtes Gemüse)**

- **Gefrorene Fischfilets**

Kühlschrank-Essentials

- **Frisches Obst und Gemüse**

- **Blattgemüse (Spinat, Grünkohl, Rucola)**

- **Magere Proteine (Huhn, Truthahn, Tofu)**

- **Milchprodukte oder Milchalternativen (griechischer Joghurt, pflanzliche Milch)**

Alles zusammenfügen

Indem Sie diese Einkaufstipps befolgen und für einen gut gefüllten Vorratsschrank sorgen, können Sie die Zubereitung ausgewogener, entzündungshemmender Mahlzeiten erleichtern, die die Behandlung von PMR unterstützen. Wenn Sie Ihre Speisekammer regelmäßig mit frischen Grundnahrungsmitteln auffüllen, stellen Sie sicher, dass Sie über die nötigen Zutaten verfügen, um nahrhafte und köstliche Gerichte ohne unnötigen Stress zuzubereiten.

Vorausschauen

Wenn Ihre Speisekammer gut gefüllt ist und Sie eine Einkaufsstrategie festgelegt haben, können Sie nun mit der Essensplanung und -zubereitung beginnen. In den nächsten Kapiteln finden Sie detaillierte Speisepläne und Rezepte, die Ihnen dabei helfen, das Beste aus Ihrer entzündungshemmenden Ernährung herauszuholen.

KAPITEL 5

Eine effektive Essensplanung und -zubereitung ist der Schlüssel zur Aufrechterhaltung einer ausgewogenen, entzündungshemmenden Ernährung, die die Behandlung von Polymyalgia Rheumatica (PMR) unterstützt. Indem Sie Ihre Mahlzeiten im Voraus organisieren, können Sie sicherstellen, dass Sie nahrhafte Lebensmittel zu sich nehmen, die helfen, Entzündungen zu bekämpfen und das allgemeine Wohlbefinden zu verbessern. Dieser Abschnitt führt Sie durch die Schritte der Essensplanung und -zubereitung und bietet praktische Tipps und Strategien, um den Prozess reibungslos und angenehm zu gestalten.

Die Bedeutung der Essensplanung

Die Essensplanung bietet zahlreiche Vorteile:

- **Ernährungsbalance:** Stellt sicher, dass Ihre Mahlzeiten abgerundet sind und eine Vielzahl essentieller Nährstoffe enthalten.

- **Zeiteinteilung:** Spart an geschäftigen Wochentagen Zeit, indem die Mahlzeiten geplant und die Zutaten bereitgehalten werden.

- **Stressreduzierung:** Reduziert den Stress bei täglichen Essensentscheidungen und beim Kochen in letzter Minute.

- **Kosteneffizienz:** Hilft Ihnen, das Beste aus Ihrem Lebensmittelbudget herauszuholen, indem Lebensmittelverschwendung minimiert und Impulskäufe vermieden werden.

- **Konsistenz:** Hält Sie im Einklang mit Ihren Ernährungszielen und erleichtert die Behandlung von PMR-Symptomen.

Schritte zur effektiven Essensplanung

Polymyalgia rheumatica Diät für Anfänger 2024

1. Legen Sie Ihre Ziele fest

- **Bedürfnisse identifizieren:** Bestimmen Sie Ihre Ernährungsbedürfnisse und -ziele, z. B. die Reduzierung von Entzündungen, die Steigerung der Energie oder die Verbesserung der allgemeinen Gesundheit.

- **Planhäufigkeit:** Entscheiden Sie, wie viele Mahlzeiten und Snacks Sie für die Woche einplanen müssen.

2. Erstellen Sie ein Wochenmenü

- **Balance-Mahlzeiten:** Stellen Sie sicher, dass jede Mahlzeit Proteine, gesunde Fette, Vollkornprodukte sowie reichlich Obst und Gemüse enthält.

- **Vielfalt:** Nehmen Sie eine Vielzahl von Lebensmitteln zu sich, um Ermüdungserscheinungen beim Essen vorzubeugen und eine Reihe von Nährstoffen sicherzustellen.

3. Erstellen Sie eine Einkaufsliste

- **Kategorisieren:** Organisieren Sie Ihre Liste nach Lebensmittelgeschäftsbereichen (Produkte, Milchprodukte, Fleisch usw.), um Ihren Einkaufsbummel zu optimieren.

- **Überprüfen:** Überprüfen Sie Ihre Speisekammer und Ihren Kühlschrank, um den Kauf bereits vorhandener Artikel zu vermeiden.

4. Batch-Kochen und Vorbereiten

- **In Chargen kochen:** Bereiten Sie größere Mengen an Mahlzeiten zu, die Sie aufbewahren und die ganze Woche über verwenden können.

- **Zutaten für die Zubereitung:** Schneiden Sie Gemüse, marinieren Sie Proteine und dosieren Sie Gewürze im Voraus ab, um das Kochen während der Woche zu beschleunigen.

5. Nutzen Sie Speicherlösungen

- **Behälter:** Investieren Sie in hochwertige Behälter zur Aufbewahrung vorbereiteter Zutaten und gekochter Mahlzeiten.

- **Beschriftung:** Beschriften Sie Behälter mit Datum und Inhalt, um die Frische im Auge zu behalten.

Strategien zur Essenszubereitung

1. Batch-Kochen Beim Batch-Kochen werden große Mengen an Lebensmitteln zubereitet, die portioniert und für die spätere Verwendung aufbewahrt werden können. Dies ist besonders an geschäftigen Wochentagen nützlich, wenn Sie möglicherweise keine Zeit haben, selbst zu kochen.

- **Beispiele:**
  - Kochen Sie einen großen Topf Quinoa oder braunen Reis und bewahren Sie ihn im Kühlschrank auf, um ihn für verschiedene Mahlzeiten zu verwenden.

  - Bereiten Sie eine große Menge Gemüsesuppe oder Chili zu, die Sie in einzelnen Portionen einfrieren können.

  - Braten Sie ein Tablett mit gemischtem Gemüse, um es in Salaten, Schüsseln oder als Beilage zu verwenden.

2. Gemüse vorschneiden und vorwaschen

- **Zeitersparnis:** Vorgeschnittenes und vorgewaschenes Gemüse kann Ihnen an arbeitsreichen Abenden unter der Woche Zeit sparen und Sie dazu ermutigen, mehr Gemüse zu essen.

- **Lagerung:** Bewahren Sie vorgeschnittenes Gemüse in luftdichten Behältern im Kühlschrank auf.

3. Proteine marinieren

- **Geschmack und Zartheit:** Das vorherige Marinieren von Proteinen wie Hühnchen, Tofu oder Fisch verbessert ihren Geschmack und macht sie kochfertig.

- **Marinierung über Nacht:** Für beste Ergebnisse marinieren Sie Proteine über Nacht.

4. Zutaten zusammenstellen

- **Aufstellen:** Bereiten Sie alle Zutaten vor dem Kochen vor und organisieren Sie sie, um den Prozess zu optimieren und sicherzustellen, dass nichts vergessen wird.

- **Teil Kontrolle:** Messen Sie die Portionen von Snacks wie Nüssen und Samen ab, um zu viel zu essen.

Wöchentliche Speisepläne

Das Erstellen wöchentlicher Essenspläne ist eine wirksame Methode, um sicherzustellen, dass Sie eine ausgewogene Ernährung zu sich nehmen, die die Behandlung von Polymyalgia Rheumatica (PMR) unterstützt. Diese Pläne sollen Entzündungen reduzieren, wichtige Nährstoffe liefern und die Zubereitung von Mahlzeiten einfach und angenehm machen. Nachfolgend finden Sie detaillierte wöchentliche Speisepläne, die jeweils aus Frühstück, Mittagessen, Abendessen und Snacks bestehen und auf eine entzündungshemmende Diät zugeschnitten sind.

Woche 1: Ausgewogen und nahrhaft

Montag:

- **Frühstück: Beeren-Chia-Samen-Smoothie**

    - Zutaten: Mandelmilch, gemischte Beeren, Spinat, Chiasamen, Banane.

    - Anleitung: Alle Zutaten glatt rühren.

- **Mittagessen: Quinoa-Salat mit geröstetem Gemüse**
  - o Zutaten: Gekochter Quinoa, geröstete Süßkartoffeln, Paprika, Zucchini, Kichererbsen, Zitronen-Tahini-Dressing.
  - o Anleitung: Alle Zutaten vermischen und mit Dressing beträufeln.

- **Abendessen: Gegrillter Lachs mit braunem Reis und gedünstetem Brokkoli**
  - o Zutaten: Lachsfilet, brauner Reis, Brokkoli, Olivenöl, Zitrone.
  - o Anleitung: Lachs grillen, Reis kochen, Brokkoli dämpfen und mit Olivenöl und Zitrone beträufeln.

- **Snack: Griechischer Joghurt mit Walnüssen und Honig**
  - o Zutaten: Griechischer Joghurt, Walnüsse, Honig.
  - o Anleitung: Joghurt mit Walnüssen belegen und mit Honig beträufeln.

Dienstag:

- **Frühstück: Haferflocken mit Blaubeeren und Leinsamen**
  - o Zutaten: Haferflocken, Blaubeeren, Leinsamen, Mandelmilch, Mandelbutter.
  - o Anleitung: Haferflocken in Mandelmilch kochen, mit Blaubeeren, Leinsamen und einem Klecks Mandelbutter belegen.

- **Mittagessen: Linsensuppe mit gemischtem Blattsalat**
  - o Zutaten: Linsen, Karotten, Sellerie, Zwiebeln, Spinat, Olivenöl, Balsamico-Vinaigrette.
  - o Anleitung: Linsen mit Gemüse in Brühe kochen, mit gemischtem Gemüse und Vinaigrette servieren.

- **Abendessen: Gebratener Tofu mit Paprika und Erbsen**

  o Zutaten: Tofu, Paprika, Erbsen, Knoblauch, Ingwer, Sojasauce, brauner Reis.

  o Anleitung: Tofu mit Gemüse, Knoblauch, Ingwer und Sojasauce anbraten und über braunem Reis servieren.

- **Snack: Geschnittener Apfel mit Erdnussbutter**

  o Zutaten: Apfel, Erdnussbutter.

  o Anleitung: Apfel in Scheiben schneiden und mit Erdnussbutter servieren.

Mittwoch:

- **Frühstück: Avocado-Toast mit pochiertem Ei**

  o Zutaten: Vollkornbrot, Avocado, Ei, Chiasamen, Zitronensaft.

  o Anleitung: Brot rösten, Avocado mit Zitronensaft zerdrücken, mit pochiertem Ei und Chiasamen belegen.

- **Mittagessen: Mediterraner Kichererbsensalat**

  o Zutaten: Kichererbsen, Gurken, Tomaten, Oliven, Fetakäse, Olivenöl, Zitronensaft.

  o Anleitung: Alle Zutaten vermischen und mit Olivenöl und Zitronensaft anrichten.

- **Abendessen: Gebackene Hähnchenbrust mit Quinoa und gerösteten Rosenkohl**

  o Zutaten: Hähnchenbrust, Quinoa, Rosenkohl, Olivenöl, Knoblauchpulver.

  o Anleitung: Hähnchen backen, Quinoa kochen, Rosenkohl mit Olivenöl und Knoblauchpulver rösten.

- **Snack: Karotten-Sellerie-Sticks mit Hummus**

    o Zutaten: Karotten, Sellerie, Hummus.

    o Anleitung: Gemüse schneiden und mit Hummus servieren.

Donnerstag:

- **Frühstück: Griechisches Joghurtparfait mit Müsli und Erdbeeren**

    o Zutaten: Griechischer Joghurt, Müsli, Erdbeeren, Chiasamen.

    o Anleitung: Joghurt, Müsli und Erdbeeren schichten, mit Chiasamen bestreuen.

- **Mittagessen: Spinat-Pilz-Frittata mit gemischtem Gemüse**

    o Zutaten: Eier, Spinat, Pilze, Zwiebeln, gemischtes Gemüse, Olivenöl.

    o Anleitung: Gemüse anbraten, geschlagene Eier hinzufügen, kochen, bis es fest ist, mit gemischtem Gemüse servieren.

- **Abendessen: Garnelen-Gemüse-Pfanne mit Blumenkohlreis**

    o Zutaten: Garnelen, Paprika, Brokkoli, Erbsen, Knoblauch, Ingwer, Sojasauce, Blumenkohlreis.

    o Anleitung: Garnelen und Gemüse mit Knoblauch, Ingwer und Sojasauce anbraten und über Blumenkohlreis servieren.

- **Snack: Eine Handvoll Mandeln und dunkle Schokolade**

    o Zutaten: Mandeln, dunkle Schokolade.

    o Anleitung: Eine Handvoll Mandeln mit einem Stück dunkler Schokolade servieren.

Freitag:

- **Frühstück: Smoothie Bowl mit Spinat, Banane und Beeren**

    o Zutaten: Spinat, Banane, gemischte Beeren, Mandelmilch, Chiasamen, Nüsse.

    o Anleitung: Spinat, Banane, Beeren und Mandelmilch vermischen und mit Chiasamen und Nüssen belegen.

- **Mittagessen: Vollkorn-Wrap mit Hummus, Avocado und Gemüse**

    o Zutaten: Vollkorn-Wrap, Hummus, Avocado, gemischtes Gemüse (Karotten, Paprika, Gurken).

    o Anleitung: Hummus auf dem Wrap verteilen, Avocado und Gemüse hinzufügen und aufrollen.

- **Abendessen: Truthahn und Süßkartoffel-Chili**

    o Zutaten: Putenhackfleisch, Süßkartoffeln, schwarze Bohnen, Tomaten, Zwiebeln, Knoblauch, Chilipulver.

    o Anleitung: Zwiebeln und Knoblauch anbraten, Truthahn, Süßkartoffeln, Bohnen, Tomaten und Gewürze hinzufügen und köcheln lassen, bis sie gar sind.

- **Snack: Geschnittene Birne mit Käse**

    o Zutaten: Birne, Käse (wie Gouda oder Cheddar).

    o Anleitung: Birne in Scheiben schneiden und mit Käsescheiben servieren.

Samstag:

- **Frühstück: Vollkornpfannkuchen mit frischen Beeren**

    o Zutaten: Vollkorn-Pfannkuchenmischung, frische Beeren, Ahornsirup.

- o Anleitung: Pfannkuchen laut Packung zubereiten, mit Beeren belegen und mit einem Schuss Ahornsirup beträufeln.

- **Mittagessen: Mit Quinoa und schwarzen Bohnen gefüllte Paprika**

  - o Zutaten: Paprika, Quinoa, schwarze Bohnen, Tomaten, Mais, Käse (optional).

  - o Anleitung: Quinoa kochen, mit Bohnen, Tomaten und Mais mischen, in Paprika füllen, backen und nach Belieben mit Käse belegen.

- **Abendessen: Gebackener Kabeljau mit Quinoa und sautiertem Spinat**

  - o Zutaten: Kabeljaufilets, Quinoa, Spinat, Knoblauch, Olivenöl, Zitrone.

  - o Anleitung: Kabeljau backen, Quinoa kochen, Spinat mit Knoblauch und Olivenöl anbraten, mit einer Zitronenscheibe servieren.

- **Snack: Gemischter Obstsalat**

  - o Zutaten: Verschiedene frische Früchte (Melone, Beeren, Weintrauben).

  - o Anleitung: Früchte hacken und vermischen.

Sonntag:

- **Frühstück: Rührei mit Spinat und Tomaten**

  - o Zutaten: Eier, Spinat, Tomaten, Olivenöl, Vollkorntoast.

  - o Anleitung: Spinat und Tomaten anbraten, Rührei verrühren, mit Vollkorn-Toast servieren.

- **Mittagessen: Kichererbsen-Gemüse-Eintopf**

  - Zutaten: Kichererbsen, Tomaten, Karotten, Sellerie, Zwiebeln, Knoblauch, Spinat.

  - Anleitung: Gemüse und Kichererbsen in Brühe kochen, Spinat hinzufügen und köcheln lassen, bis es fertig ist.

- **Abendessen: Gegrillte Gemüse- und Tofu-Kebabs mit braunem Reis**

  - Zutaten: Tofu, Paprika, Zucchini, Kirschtomaten, Pilze, Olivenöl, Sojasauce, brauner Reis.

  - Anleitung: Tofu und Gemüse marinieren, auf Spieße stecken, grillen und mit braunem Reis servieren.

- **Snack: Frische Beeren mit griechischem Joghurt**

  - Zutaten: Frische Beeren, griechischer Joghurt.

  - Anleitung: Beeren mit einem Klecks griechischem Joghurt servieren.

Woche 2: Vielfalt und Geschmack

Montag:

- **Frühstück: Chia-Pudding mit Mandelmilch und frischen Beeren**

  - Zutaten: Chiasamen, Mandelmilch, Honig, frische Beeren.

  - Anleitung: Chiasamen mit Mandelmilch und Honig vermischen, über Nacht kühl stellen, morgens mit Beeren belegen.

- **Mittagessen: Spinat-Erdbeer-Salat mit Walnüssen und Feta**

  - Zutaten: Spinat, Erdbeeren, Walnüsse, Fetakäse, Balsamico-Vinaigrette.

  - Anleitung: Alle Zutaten mit Vinaigrette vermischen.

- **Abendessen: Gebratenes Hähnchen mit Süßkartoffeln und grünen Bohnen**

  - o Zutaten: Hähnchenschenkel, Süßkartoffeln, grüne Bohnen, Olivenöl, Rosmarin.

  - o Anleitung: Hähnchen und Süßkartoffeln mit Olivenöl und Rosmarin braten, in den letzten 15 Minuten grüne Bohnen hinzufügen.

- **Snack: Karottenstifte mit Guacamole**

  - o Zutaten: Karotten, Avocado, Limette, Salz.

  - o Anleitung: Avocado mit Limette und Salz zerdrücken, mit Karottenstiften servieren.

Dienstag:

- **Frühstück: Smoothie mit Grünkohl, Ananas und Banane**

  - o Zutaten: Grünkohl, Ananas, Banane, Kokoswasser, Chiasamen.

  - o Anleitung: Alle Zutaten glatt rühren.

- **Mittagessen: Tomaten-Basilikum-Suppe mit Beilagensalat**

  - o Zutaten: Tomaten, Basilikum, Knoblauch, Zwiebeln, Olivenöl, gemischtes Gemüse, Balsamico-Vinaigrette.

  - o Anleitung: Tomaten mit Knoblauch und Zwiebeln kochen, mit Basilikum vermischen und mit einem Beilagensalat servieren.

- **Abendessen: Gefüllte Paprika mit Putenhackfleisch und braunem Reis**

  - o Zutaten: Paprika, Putenhackfleisch, brauner Reis, Tomaten, Zwiebeln, Knoblauch, Kreuzkümmel.

- o Anleitung: Truthahn mit Zwiebeln, Knoblauch und Gewürzen kochen, mit gekochtem Reis vermischen, in Paprika füllen und backen.

- **Snack: Eine Handvoll gemischte Nüsse**

  - o Zutaten: Mandeln, Walnüsse, Cashewnüsse.

  - o Anleitung: Eine kleine Handvoll gemischte Nüsse servieren.

Mittwoch:

- **Frühstück: Overnight Oats mit Mandelbutter und Banane**

  - o Zutaten: Haferflocken, Mandelmilch, Mandelbutter, Banane, Chiasamen.

  - o Anleitung: Haferflocken, Mandelmilch und Chiasamen in einem Glas vermischen und über Nacht im Kühlschrank aufbewahren. Morgens mit Mandelbutter und Bananenscheiben belegen.

- **Mittagessen: Kichererbsen-Avocado-Wrap**

  - o Zutaten: Vollkorn-Wrap, Kichererbsen, Avocado, Spinat, Kirschtomaten, Zitronensaft.

  - o Anleitung: Kichererbsen und Avocado zerdrücken, mit Zitronensaft vermischen, auf dem Wrap verteilen, mit Spinat und Tomaten belegen und dann aufrollen.

- **Abendessen: Gebackener Lachs mit Spargel und Quinoa**

  - o Zutaten: Lachsfilet, Spargel, Quinoa, Olivenöl, Zitrone.

  - o Anleitung: Lachs und Spargel mit Olivenöl und Zitrone backen, mit Quinoa servieren.

- **Snack: Griechischer Joghurt mit Honig und Mandeln**

  - o Zutaten: Griechischer Joghurt, Honig, Mandeln.

- o Anleitung: Griechischen Joghurt mit einem Schuss Honig und einer Handvoll Mandeln belegen.

Donnerstag:

- **Frühstück: Eiermuffins mit Spinat und Pilzen**

    - o Zutaten: Eier, Spinat, Pilze, Paprika, Olivenöl.

    - o Anleitung: Gemüse anbraten, mit geschlagenen Eiern vermischen, in Muffinformen füllen und backen, bis es fest ist.

- **Mittagessen: Linsen-Gemüse-Eintopf**

    - o Zutaten: Linsen, Karotten, Sellerie, Tomaten, Zwiebeln, Knoblauch, Spinat.

    - o Anleitung: Linsen mit Gemüse in Brühe kochen, zum Schluss Spinat hinzufügen.

- **Abendessen: Gebratenes Hähnchen mit Brokkoli und braunem Reis**

    - o Zutaten: Hähnchenbrust, Brokkoli, Paprika, Knoblauch, Ingwer, Sojasauce, brauner Reis.

    - o Anleitung: Hähnchen und Gemüse mit Knoblauch und Ingwer anbraten, Sojasauce hinzufügen und über braunem Reis servieren.

- **Snack: Apfelscheiben mit Mandelbutter**

    - o Zutaten: Apfel, Mandelbutter.

    - o Anleitung: Apfel in Scheiben schneiden und mit Mandelbutter servieren.

Freitag:

- **Frühstück: Smoothie Bowl mit Spinat, Mango und Kokosnuss**

    - o Zutaten: Spinat, Mango, Kokosmilch, Chiasamen, Müsli.

- o Anleitung: Spinat, Mango und Kokosmilch vermischen, in eine Schüssel geben und mit Chiasamen und Müsli belegen.

- **Mittagessen: Truthahn-Avocado-Salat**

  - o Zutaten: Gemischtes Gemüse, Putenbrust, Avocado, Kirschtomaten, Gurken, Olivenöl, Zitronensaft.

  - o Anleitung: Alle Zutaten mit Olivenöl und Zitronensaft vermischen.

- **Abendessen: Gefüllte Portobello-Pilze mit Quinoa und Gemüse**

  - o Zutaten: Portobello-Pilze, Quinoa, Spinat, Kirschtomaten, Knoblauch, Olivenöl.

  - o Anleitung: Quinoa kochen, Spinat und Tomaten mit Knoblauch anbraten, in Pilze füllen und backen.

- **Snack: Selleriestangen mit Hummus**

  - o Zutaten: Sellerie, Hummus.

  - o Anleitung: Sellerie in Stifte schneiden und mit Hummus servieren.

Samstag:

- **Frühstück: Vollkorntoast mit Avocado und Kirschtomaten**

  - o Zutaten: Vollkornbrot, Avocado, Kirschtomaten, Chiasamen, Zitronensaft.

  - o Anleitung: Brot toasten, Avocado mit Zitronensaft zerdrücken, auf Toast verteilen, halbierte Kirschtomaten und Chiasamen darauflegen.

- **Mittagessen: Zucchininudeln mit Pesto und Kirschtomaten**

  - o Zutaten: Zucchini, Kirschtomaten, Basilikumpesto.

- o Anleitung: Zucchini spiralisieren, mit Pesto mischen und mit Kirschtomaten belegen.

- **Abendessen: Gebackener Tilapia mit Süßkartoffeln und grünen Bohnen**

  - o Zutaten: Tilapia-Filets, Süßkartoffel, grüne Bohnen, Olivenöl, Zitrone.

  - o Anleitung: Tilapia backen, Süßkartoffeln und grüne Bohnen mit Olivenöl rösten, mit einer Zitronenscheibe servieren.

- **Snack: Eine Handvoll Studentenfutter**

  - o Zutaten: Gemischte Nüsse, Trockenfrüchte, Samen.

  - o Anleitung: Eine kleine Handvoll Studentenfutter servieren.

Sonntag:

- **Frühstück: Chia-Samen-Pudding mit Kokosmilch und Mango**

  - o Zutaten: Chiasamen, Kokosmilch, Mango, Honig.

  - o Anleitung: Chiasamen mit Kokosmilch und Honig vermischen, über Nacht kühl stellen, mit Mangowürfeln belegen.

- **Mittagessen: Schüssel mit geröstetem Gemüse und Quinoa**

  - o Zutaten: Quinoa, geröstetes Gemüse (Zucchini, Paprika, Karotten), Spinat, Olivenöl, Balsamico-Glasur.

  - o Anleitung: Quinoa kochen, Gemüse rösten, mit Spinat vermischen, mit Olivenöl und Balsamico-Glasur beträufeln.

- **Abendessen: Gegrilltes Hähnchen mit braunem Reis und sautiertem Grünkohl**

  o Zutaten: Hähnchenbrust, brauner Reis, Grünkohl, Knoblauch, Olivenöl.

  o Anleitung: Hähnchen grillen, braunen Reis kochen, Grünkohl mit Knoblauch und Olivenöl anbraten, zusammen servieren.

- **Snack: Frische Beeren mit Mandeln**

  o Zutaten: Gemischte frische Beeren, Mandeln.

  o Anleitung: Frische Beeren mit einer Handvoll Mandeln servieren.

Woche 3: Geschmackvoll und vielfältig

Montag:

- **Frühstück: Mango-Kokos-Chia-Pudding**

  o Zutaten: Chiasamen, Kokosmilch, Mangowürfel, Honig.

  o Anleitung: Chiasamen mit Kokosmilch und Honig vermischen, über Nacht kühl stellen, morgens mit Mango belegen.

- **Mittagessen: Couscous-Salat mit Kichererbsen und frischen Kräutern**

  o Zutaten: Couscous, Kichererbsen, Petersilie, Minze, Kirschtomaten, Gurke, Zitronensaft, Olivenöl.

  o Anleitung: Couscous kochen, mit Kichererbsen, gehackten Kräutern, Tomaten und Gurken vermischen, mit Zitronensaft und Olivenöl anrichten.

- **Abendessen: Hühnchen in Kräuterkruste mit Blumenkohlpüree und grünen Bohnen**

  - Zutaten: Hähnchenbrust, frische Kräuter (Thymian, Rosmarin), Blumenkohl, grüne Bohnen, Olivenöl, Knoblauch.

  - Anleitung: Hähnchen mit Kräutern bestreichen und backen, Blumenkohl dämpfen und zerstampfen, grüne Bohnen mit Knoblauch und Olivenöl anbraten.

- **Snack: Paprikascheiben mit Hummus**

  - Zutaten: Paprika, Hummus.

  - Anleitung: Paprika in Scheiben schneiden und mit Hummus servieren.

Dienstag:

- **Frühstück: Vollkornwaffeln mit Blaubeeren**

  - Zutaten: Vollkorn-Waffelmischung, frische Blaubeeren, Ahornsirup.

  - Anleitung: Waffeln nach Packungsanleitung zubereiten, mit Blaubeeren belegen und mit einem Schuss Ahornsirup beträufeln.

- **Mittagessen: Gerösteter Rüben-Quinoa-Salat**

  - Zutaten: Quinoa, geröstete Rüben, Ziegenkäse, Walnüsse, gemischtes Gemüse, Balsamico-Vinaigrette.

  - Anleitung: Gekochte Quinoa mit gerösteten Rüben, zerbröckeltem Ziegenkäse und Walnüssen mischen, mit gemischtem Gemüse und Vinaigrette vermischen.

- **Abendessen: Gebackener Kabeljau mit Süßkartoffel-Pommes und gedünstetem Brokkoli**

  - o Zutaten: Kabeljaufilets, Süßkartoffeln, Brokkoli, Olivenöl, Zitrone, Paprika.

  - o Anleitung: Kabeljau- und Süßkartoffel-Pommes mit Olivenöl und Paprika backen, Brokkoli dämpfen, mit einer Zitronenscheibe servieren.

- **Snack: Gurkenscheiben mit Avocado-Dip**

  - o Zutaten: Gurken, Avocado, Limette, Salz.

  - o Anleitung: Avocado mit Limette und Salz zerdrücken, mit Gurkenscheiben servieren.

Mittwoch:

- **Frühstück: Grüner Smoothie mit Spinat, Banane und Mandelmilch**

  - o Zutaten: Spinat, Banane, Mandelmilch, Leinsamen.

  - o Anleitung: Alle Zutaten glatt rühren.

- **Mittagessen: Truthahn-Spinat-Wrap**

  - o Zutaten: Vollkornwrap, Putenbrust, Spinat, Hummus, Paprika.

  - o Anleitung: Hummus auf dem Wrap verteilen, Truthahn, Spinat und geschnittene Paprika hinzufügen und aufrollen.

- **Abendessen: Gefüllte Zucchinischiffchen mit Quinoa und Gemüse**

  - o Zutaten: Zucchini, Quinoa, Kirschtomaten, Spinat, Knoblauch, Olivenöl.

- o Anleitung: Zucchini aushöhlen, Quinoa kochen und mit sautiertem Spinat, Knoblauch und Tomaten vermischen, in die Zucchini füllen und backen.

- **Snack: Griechischer Joghurt mit Honig und frischen Beeren**

  - o Zutaten: Griechischer Joghurt, Honig, gemischte Beeren.

  - o Anleitung: Joghurt mit Honig und Beeren belegen.

Donnerstag:

- **Frühstück: Haferflocken mit Apfel und Zimt**

  - o Zutaten: Haferflocken, Apfel, Zimt, Mandelmilch, Walnüsse.

  - o Anleitung: Haferflocken in Mandelmilch kochen, Apfelwürfel und Zimt unterrühren, mit Walnüssen belegen.

- **Mittagessen: Linsen-Süßkartoffel-Eintopf**

  - o Zutaten: Linsen, Süßkartoffeln, Zwiebeln, Karotten, Sellerie, Knoblauch, Gemüsebrühe.

  - o Anleitung: Zwiebeln, Karotten und Sellerie anbraten, Linsen und gewürfelte Süßkartoffeln hinzufügen und in Gemüsebrühe kochen, bis sie weich sind.

- **Abendessen: Gegrillte Garnelen mit braunem Reis und Spargel**

  - o Zutaten: Garnelen, brauner Reis, Spargel, Olivenöl, Knoblauch, Zitrone.

  - o Anleitung: Garnelen mit Olivenöl und Knoblauch grillen, mit braunem Reis und gedünstetem Spargel servieren, mit Zitrone garnieren.

- **Snack: Gemischte Nüsse und Trockenfrüchte**

  - o Zutaten: Mandeln, Walnüsse, Cashewnüsse, getrocknete Preiselbeeren.

  - o Anleitung: Für einen schnellen Snack Nüsse und Trockenfrüchte vermischen.

Freitag:

- **Frühstück: Smoothie Bowl mit Spinat, Ananas und Chiasamen**

  - o Zutaten: Spinat, Ananas, Banane, Mandelmilch, Chiasamen, Müsli.

  - o Anleitung: Spinat, Ananas, Banane und Mandelmilch vermischen, in eine Schüssel geben, mit Chiasamen und Müsli belegen.

- **Mittagessen: Mediterraner Kichererbsensalat**

  - o Zutaten: Kichererbsen, Kirschtomaten, Gurken, rote Zwiebeln, Oliven, Feta-Käse, Olivenöl, Zitronensaft.

  - o Anleitung: Alle Zutaten vermischen und mit Olivenöl und Zitronensaft anrichten.

- **Abendessen: Gebackene Hähnchenschenkel mit geröstetem Gemüse und Quinoa**

  - o Zutaten: Hähnchenschenkel, Karotten, Rosenkohl, rote Kartoffeln, Quinoa, Olivenöl, Rosmarin.

  - o Anleitung: Hähnchen und Gemüse mit Olivenöl und Rosmarin braten, Quinoa kochen und zusammen servieren.

- **Snack: Apfelscheiben mit Mandelbutter**

  - o Zutaten: Apfel, Mandelbutter.

- o   Anleitung: Apfel in Scheiben schneiden und mit Mandelbutter servieren.

Samstag:

- **Frühstück: Avocado und Tomate auf Vollkorntoast**

    - o   Zutaten: Vollkornbrot, Avocado, Kirschtomaten, Chiasamen, Zitronensaft.

    - o   Anleitung: Brot toasten, Avocado mit Zitronensaft zerdrücken, auf Toast verteilen, halbierte Kirschtomaten und Chiasamen darauflegen.

- **Mittagessen: Gemüsesuppe mit gemischtem Blattsalat**

    - o   Zutaten: Karotten, Sellerie, Tomaten, Zwiebeln, Grünkohl, Gemüsebrühe, gemischtes Gemüse, Balsamico-Vinaigrette.

    - o   Anleitung: Gemüse in Brühe kochen, bis es weich ist, mit einem gemischten grünen Salat servieren.

- **Abendessen: Truthahn-Gemüse-Pfanne mit braunem Reis**

    - o   Zutaten: Putenhackfleisch, Paprika, Erbsen, Karotten, Knoblauch, Ingwer, Sojasauce, brauner Reis.

    - o   Anleitung: Truthahn und Gemüse mit Knoblauch, Ingwer und Sojasauce anbraten und über braunem Reis servieren.

- **Snack: Karottenstifte mit Guacamole**

    - o   Zutaten: Karotten, Avocado, Limette, Salz.

    - o   Anleitung: Avocado mit Limette und Salz zerdrücken, mit Karottenstiften servieren.

Sonntag:

- **Frühstück: Vollkornpfannkuchen mit frischen Beeren**

- o Zutaten: Vollkorn-Pfannkuchenmischung, frische Beeren, Ahornsirup.

- o Anleitung: Pfannkuchen laut Packung zubereiten, mit Beeren belegen und mit einem Schuss Ahornsirup beträufeln.

- **Mittagessen: Quinoa- und schwarzer Bohnensalat**

  - o Zutaten: Quinoa, schwarze Bohnen, Mais, Kirschtomaten, Avocado, Limettensaft, Koriander.

  - o Anleitung: Gekochte Quinoa mit schwarzen Bohnen, Mais, Tomaten und Avocado mischen, mit Limettensaft und gehacktem Koriander würzen.

- **Abendessen: Gebackener Lachs mit Süßkartoffelpüree und grünen Bohnen**

  - o Zutaten: Lachsfilet, Süßkartoffeln, grüne Bohnen, Olivenöl, Zitrone.

  - o Anleitung: Lachs mit Olivenöl und Zitrone backen, gekochte Süßkartoffeln pürieren und grüne Bohnen dämpfen.

- **Snack: Gemischter Obstsalat**

  - o Zutaten: Verschiedene frische Früchte (Melone, Beeren, Weintrauben).

  - o Anleitung: Früchte hacken und vermischen.

Woche 4: Gesund und abwechslungsreich

Montag:

- **Frühstück: Chia-Pudding mit Mandelmilch und frischen Beeren**

  - o Zutaten: Chiasamen, Mandelmilch, Honig, frische Beeren.

- o   Anleitung: Chiasamen mit Mandelmilch und Honig vermischen, über Nacht kühl stellen, morgens mit Beeren belegen.

- **Mittagessen: Spinat-Erdbeer-Salat mit Walnüssen und Feta**

  - o   Zutaten: Spinat, Erdbeeren, Walnüsse, Fetakäse, Balsamico-Vinaigrette.

  - o   Anleitung: Alle Zutaten mit Vinaigrette vermengen.

- **Abendessen: Gebratenes Hähnchen mit Süßkartoffeln und grünen Bohnen**

  - o   Zutaten: Hähnchenschenkel, Süßkartoffeln, grüne Bohnen, Olivenöl, Rosmarin.

  - o   Anleitung: Hähnchen und Süßkartoffeln mit Olivenöl und Rosmarin braten, in den letzten 15 Minuten grüne Bohnen hinzufügen.

- **Snack: Karottenstifte mit Guacamole**

  - o   Zutaten: Karotten, Avocado, Limette, Salz.

  - o   Anleitung: Avocado mit Limette und Salz zerdrücken, mit Karottenstiften servieren.

Dienstag:

- **Frühstück: Smoothie mit Grünkohl, Ananas und Banane**

  - o   Zutaten: Grünkohl, Ananas, Banane, Kokoswasser, Chiasamen.

  - o   Anleitung: Alle Zutaten glatt rühren.

- **Mittagessen: Tomaten-Basilikum-Suppe mit Beilagensalat**

  - o   Zutaten: Tomaten, Basilikum, Knoblauch, Zwiebeln, Olivenöl, gemischtes Gemüse, Balsamico-Vinaigrette.

- o Anleitung: Tomaten mit Knoblauch und Zwiebeln kochen, mit Basilikum vermischen und mit einem Beilagensalat servieren.

- **Abendessen: Gefüllte Paprika mit Putenhackfleisch und braunem Reis**

  - o Zutaten: Paprika, Putenhackfleisch, brauner Reis, Tomaten, Zwiebeln, Knoblauch, Kreuzkümmel.

  - o Anleitung: Truthahn mit Zwiebeln, Knoblauch und Gewürzen kochen, mit gekochtem Reis vermischen, in Paprika füllen und backen.

- **Snack: Eine Handvoll gemischte Nüsse**

  - o Zutaten: Mandeln, Walnüsse, Cashewnüsse.

  - o Anleitung: Eine kleine Handvoll gemischte Nüsse servieren.

Mittwoch:

- **Frühstück: Overnight Oats mit Mandelbutter und Erdbeeren**

  - o Zutaten: Haferflocken, Mandelmilch, Mandelbutter, Erdbeeren, Chiasamen.

  - o Anleitung: Haferflocken, Mandelmilch und Chiasamen in einem Glas vermischen und über Nacht im Kühlschrank aufbewahren. Morgens mit Mandelbutter und geschnittenen Erdbeeren belegen.

- **Mittagessen: Mediterrane Kichererbsenschale**

  - o Zutaten: Kichererbsen, Kirschtomaten, Gurken, rote Zwiebeln, Oliven, Feta-Käse, Quinoa, Olivenöl, Zitronensaft.

  - o Anleitung: Alle Zutaten vermischen und mit Olivenöl und Zitronensaft anrichten.

- **Abendessen: Lachs mit Quinoa und gedünstetem Brokkoli**

  - Zutaten: Lachsfilet, Quinoa, Brokkoli, Olivenöl, Zitrone.

  - Anleitung: Lachs mit Olivenöl und Zitrone backen, Quinoa kochen und Brokkoli dämpfen.

- **Snack: Selleriestangen mit Erdnussbutter**

  - Zutaten: Sellerie, Erdnussbutter.

  - Anleitung: Selleriestangen mit Erdnussbutter servieren.

Donnerstag:

- **Frühstück: Griechischer Joghurt mit Honig und Walnüssen**

  - Zutaten: Griechischer Joghurt, Honig, Walnüsse.

  - Anleitung: Griechischen Joghurt mit einem Schuss Honig und einer Handvoll Walnüssen belegen.

- **Mittagessen: Linsen- und Gemüsesuppe**

  - Zutaten: Linsen, Karotten, Sellerie, Tomaten, Spinat, Gemüsebrühe.

  - Anleitung: Linsen mit Gemüse in Brühe kochen, zum Schluss Spinat hinzufügen.

- **Abendessen: Hähnchen-Gemüse-Pfanne mit braunem Reis**

  - Zutaten: Hähnchenbrust, Paprika, Zuckererbsen, Karotten, Knoblauch, Ingwer, Sojasauce, brauner Reis.

  - Anleitung: Hähnchen und Gemüse mit Knoblauch, Ingwer und Sojasauce anbraten und über braunem Reis servieren.

- **Snack: Apfelscheiben mit Mandelbutter**

  - Zutaten: Apfel, Mandelbutter.

- o Anleitung: Apfel in Scheiben schneiden und mit Mandelbutter servieren.

Freitag:

- **Frühstück: Spinat-Pilz-Omelett**
  - o Zutaten: Eier, Spinat, Pilze, Olivenöl.
  - o Anleitung: Spinat und Pilze anbraten, geschlagene Eier darüber gießen und kochen, bis die Eier fest sind.

- **Mittagessen: Quinoa- und schwarzer Bohnensalat**
  - o Zutaten: Quinoa, schwarze Bohnen, Mais, Kirschtomaten, Avocado, Limettensaft, Koriander.
  - o Anleitung: Gekochte Quinoa mit schwarzen Bohnen, Mais, Tomaten und Avocado mischen, mit Limettensaft und gehacktem Koriander würzen.

- **Abendessen: Gebackener Kabeljau mit Süßkartoffeln und grünen Bohnen**
  - o Zutaten: Kabeljaufilets, Süßkartoffeln, grüne Bohnen, Olivenöl, Zitrone, Paprika.
  - o Anleitung: Kabeljau- und Süßkartoffel-Pommes mit Olivenöl und Paprika backen, grüne Bohnen dämpfen, mit einer Zitronenscheibe servieren.

- **Snack: Gurkenscheiben mit Hummus**
  - o Zutaten: Gurken, Hummus.
  - o Anleitung: Gurken in Scheiben schneiden und mit Hummus servieren.

Samstag:

- **Frühstück: Vollkorntoast mit Avocado und Tomate**

- o Zutaten: Vollkornbrot, Avocado, Kirschtomaten, Chiasamen, Zitronensaft.

- o Anleitung: Brot toasten, Avocado mit Zitronensaft zerdrücken, auf Toast verteilen, halbierte Kirschtomaten und Chiasamen darauflegen.

- **Mittagessen: Gemüsesuppe mit gemischtem Blattsalat**

  - o Zutaten: Karotten, Sellerie, Tomaten, Zwiebeln, Grünkohl, Gemüsebrühe, gemischtes Gemüse, Balsamico-Vinaigrette.

  - o Anleitung: Gemüse in Brühe kochen, bis es weich ist, mit einem gemischten grünen Salat servieren.

- **Abendessen: Gegrillte Garnelen mit braunem Reis und Spargel**

  - o Zutaten: Garnelen, brauner Reis, Spargel, Olivenöl, Knoblauch, Zitrone.

  - o Anleitung: Garnelen mit Olivenöl und Knoblauch grillen, mit braunem Reis und gedünstetem Spargel servieren, mit Zitrone garnieren.

- **Snack: Paprikascheiben mit Guacamole**

  - o Zutaten: Paprika, Avocado, Limette, Salz.

  - o Anleitung: Avocado mit Limette und Salz zerdrücken, mit Paprikascheiben servieren.

Sonntag:

- **Frühstück: Chia-Pudding mit Kokosmilch und Mango**

  - o Zutaten: Chiasamen, Kokosmilch, Mango, Honig.

  - o Anleitung: Chiasamen mit Kokosmilch und Honig vermischen, über Nacht kühl stellen, mit Mangowürfeln belegen.

- **Mittagessen: Gerösteter Rüben-Quinoa-Salat**

    o   Zutaten: Quinoa, geröstete Rüben, Ziegenkäse, Walnüsse, gemischtes Gemüse, Balsamico-Vinaigrette.

    o   Anleitung: Gekochte Quinoa mit gerösteten Rüben, zerbröckeltem Ziegenkäse und Walnüssen mischen, mit gemischtem Gemüse und Vinaigrette vermischen.

- **Abendessen: Gebackene Hähnchenschenkel mit geröstetem Gemüse und Quinoa**

    o   Zutaten: Hähnchenschenkel, Karotten, Rosenkohl, rote Kartoffeln, Quinoa, Olivenöl, Rosmarin.

    o   Anleitung: Hähnchen und Gemüse mit Olivenöl und Rosmarin braten, Quinoa kochen und zusammen servieren.

- **Snack: Gemischter Obstsalat**

    o   Zutaten: Verschiedene frische Früchte (Melone, Beeren, Weintrauben).

    o   Anleitung: Früchte hacken und vermischen.

Woche 4: Nahrhaft und ausgewogen

Montag:

- **Frühstück: Heidelbeer-Spinat-Smoothie**

    o   Zutaten: Spinat, Blaubeeren, Banane, Mandelmilch, Chiasamen.

    o   Anleitung: Alle Zutaten glatt rühren.

- **Mittagessen: Truthahn-Avocado-Wrap**

- o Zutaten: Vollkornwrap, Putenbrust, Avocado, Spinat, Kirschtomaten.

- o Anleitung: Avocado auf dem Wrap verteilen, Truthahn, Spinat und Tomaten hinzufügen und aufrollen.

- **Abendessen: Gebackener Lachs mit Blumenkohlpüree und grünen Bohnen**

  - o Zutaten: Lachsfilet, Blumenkohl, grüne Bohnen, Olivenöl, Zitrone.

  - o Anleitung: Lachs mit Olivenöl und Zitrone backen, Blumenkohl dämpfen und zerstampfen, grüne Bohnen mit Knoblauch und Olivenöl anbraten.

- **Snack: Apfelscheiben mit Mandelbutter**

  - o Zutaten: Apfel, Mandelbutter.

  - o Anleitung: Apfel in Scheiben schneiden und mit Mandelbutter servieren.

Dienstag:

- **Frühstück: Vollkornwaffeln mit frischen Beeren**

  - o Zutaten: Vollkorn-Waffelmischung, frische Beeren, Ahornsirup.

  - o Anleitung: Waffeln nach Packungsanleitung zubereiten, mit Beeren belegen und mit einem Schuss Ahornsirup beträufeln.

- **Mittagessen: Linsen-Süßkartoffel-Eintopf**

  - o Zutaten: Linsen, Süßkartoffeln, Zwiebeln, Karotten, Sellerie, Knoblauch, Gemüsebrühe.

  - o Anleitung: Zwiebeln, Karotten und Sellerie anbraten, Linsen und gewürfelte Süßkartoffeln hinzufügen und in Gemüsebrühe kochen, bis sie weich sind.

- **Abendessen: Gegrilltes Hähnchen mit braunem Reis und gedünstetem Brokkoli**

  o Zutaten: Hähnchenbrust, brauner Reis, Brokkoli, Olivenöl, Zitrone.

  o Anleitung: Hähnchen grillen, braunen Reis kochen und Brokkoli dämpfen, zusammen mit einer Zitronenscheibe servieren.

- **Snack: Paprikascheiben mit Hummus**

  o Zutaten: Paprika, Hummus.

  o Anleitung: Paprika in Scheiben schneiden und mit Hummus servieren.

Mittwoch:

- **Frühstück: Overnight Oats mit Mandelbutter und Banane**

  o Zutaten: Haferflocken, Mandelmilch, Mandelbutter, Banane, Chiasamen.

  o Anleitung: Haferflocken, Mandelmilch und Chiasamen in einem Glas vermischen und über Nacht im Kühlschrank aufbewahren. Morgens mit Mandelbutter und Bananenscheiben belegen.

- **Mittagessen: Mediterrane Kichererbsenschale**

  o Zutaten: Kichererbsen, Kirschtomaten, Gurken, rote Zwiebeln, Oliven, Feta-Käse, Quinoa, Olivenöl, Zitronensaft.

  o Anleitung: Alle Zutaten vermischen und mit Olivenöl und Zitronensaft anrichten.

- **Abendessen: Gefüllte Zucchinischiffchen mit Quinoa und Gemüse**

  - o Zutaten: Zucchini, Quinoa, Kirschtomaten, Spinat, Knoblauch, Olivenöl.

  - o Anleitung: Zucchini aushöhlen, Quinoa kochen und mit sautiertem Spinat, Knoblauch und Tomaten vermischen, in die Zucchini füllen und backen.

- **Snack: Griechischer Joghurt mit Honig und frischen Beeren**

  - o Zutaten: Griechischer Joghurt, Honig, gemischte Beeren.

  - o Anleitung: Joghurt mit Honig und Beeren belegen.

Donnerstag:

- **Frühstück: Smoothie mit Grünkohl, Ananas und Banane**

  - o Zutaten: Grünkohl, Ananas, Banane, Kokoswasser, Chiasamen.

  - o Anleitung: Alle Zutaten glatt rühren.

- **Mittagessen: Tomaten-Basilikum-Suppe mit Beilagensalat**

  - o Zutaten: Tomaten, Basilikum, Knoblauch, Zwiebeln, Olivenöl, gemischtes Gemüse, Balsamico-Vinaigrette.

  - o Anleitung: Tomaten mit Knoblauch und Zwiebeln kochen, mit Basilikum vermischen und mit einem Beilagensalat servieren.

- **Abendessen: Gefüllte Paprika mit Putenhackfleisch und braunem Reis**

  - o Zutaten: Paprika, Putenhackfleisch, brauner Reis, Tomaten, Zwiebeln, Knoblauch, Kreuzkümmel.

- o Anleitung: Truthahn mit Zwiebeln, Knoblauch und Gewürzen kochen, mit gekochtem Reis vermischen, in Paprika füllen und backen.

- **Snack: Eine Handvoll gemischte Nüsse**

  - o Zutaten: Mandeln, Walnüsse, Cashewnüsse.

  - o Anleitung: Eine kleine Handvoll gemischte Nüsse servieren.

Freitag:

- **Frühstück: Chia-Pudding mit Mandelmilch und frischen Beeren**

  - o Zutaten: Chiasamen, Mandelmilch, Honig, frische Beeren.

  - o Anleitung: Chiasamen mit Mandelmilch und Honig vermischen, über Nacht kühl stellen, morgens mit Beeren belegen.

- **Mittagessen: Spinat-Erdbeer-Salat mit Walnüssen und Feta**

  - o Zutaten: Spinat, Erdbeeren, Walnüsse, Fetakäse, Balsamico-Vinaigrette.

  - o Anleitung: Alle Zutaten mit Vinaigrette vermengen.

- **Abendessen: Gebratenes Hähnchen mit Süßkartoffeln und grünen Bohnen**

  - o Zutaten: Hähnchenschenkel, Süßkartoffeln, Grün

Freitag:

- **Abendessen: Gebratenes Hähnchen mit Süßkartoffeln und grünen Bohnen**

  - o Zutaten: Hähnchenschenkel, Süßkartoffeln, grüne Bohnen, Olivenöl, Rosmarin.

- o Anleitung: Hähnchen und Süßkartoffeln mit Olivenöl und Rosmarin braten, in den letzten 15 Minuten grüne Bohnen hinzufügen.

- **Snack: Karottenstifte mit Guacamole**

  - o Zutaten: Karotten, Avocado, Limette, Salz.

  - o Anleitung: Avocado mit Limette und Salz zerdrücken, mit Karottenstiften servieren.

Samstag:

- **Frühstück: Avocado und Tomate auf Vollkorntoast**

  - o Zutaten: Vollkornbrot, Avocado, Kirschtomaten, Chiasamen, Zitronensaft.

  - o Anleitung: Brot toasten, Avocado mit Zitronensaft zerdrücken, auf Toast verteilen, halbierte Kirschtomaten und Chiasamen darauflegen.

- **Mittagessen: Gemüsesuppe mit gemischtem Blattsalat**

  - o Zutaten: Karotten, Sellerie, Tomaten, Zwiebeln, Grünkohl, Gemüsebrühe, gemischtes Gemüse, Balsamico-Vinaigrette.

  - o Anleitung: Gemüse in Brühe kochen, bis es weich ist, mit einem gemischten grünen Salat servieren.

- **Abendessen: Gegrillte Garnelen mit braunem Reis und Spargel**

  - o Zutaten: Garnelen, brauner Reis, Spargel, Olivenöl, Knoblauch, Zitrone.

  - o Anleitung: Garnelen mit Olivenöl und Knoblauch grillen, mit braunem Reis und gedünstetem Spargel servieren und mit Zitrone garnieren.

- **Snack: Paprikascheiben mit Guacamole**

  o   Zutaten: Paprika, Avocado, Limette, Salz.

  o   Anleitung: Avocado mit Limette und Salz zerdrücken, mit Paprikascheiben servieren.

Sonntag:

- **Frühstück: Chia-Pudding mit Kokosmilch und Mango**

  o   Zutaten: Chiasamen, Kokosmilch, Mango, Honig.

  o   Anleitung: Chiasamen mit Kokosmilch und Honig vermischen, über Nacht kühl stellen, mit Mangowürfeln belegen.

- **Mittagessen: Gerösteter Rüben-Quinoa-Salat**

  o   Zutaten: Quinoa, geröstete Rüben, Ziegenkäse, Walnüsse, gemischtes Gemüse, Balsamico-Vinaigrette.

  o   Anleitung: Gekochte Quinoa mit gerösteten Rüben, zerbröckeltem Ziegenkäse und Walnüssen mischen, mit gemischtem Gemüse und Vinaigrette vermengen.

- **Abendessen: Gebackene Hähnchenschenkel mit geröstetem Gemüse und Quinoa**

  o   Zutaten: Hähnchenschenkel, Karotten, Rosenkohl, rote Kartoffeln, Quinoa, Olivenöl, Rosmarin.

  o   Anleitung: Hähnchen und Gemüse mit Olivenöl und Rosmarin braten, Quinoa kochen und zusammen servieren.

- **Snack: Gemischter Obstsalat**

  o   Zutaten: Verschiedene frische Früchte (Melone, Beeren, Weintrauben).

  o   Anleitung: Früchte hacken und vermischen.

Abschluss

Dieser vierwöchige Ernährungsplan bietet einen ausgewogenen, nährstoffreichen Ansatz zur Behandlung von Polymyalgia rheumatica durch Ernährung. Indem Sie entzündungshemmende Lebensmittel zu sich nehmen, auf eine Vielfalt an Nährstoffen achten und köstliche und sättigende Mahlzeiten zubereiten, können Sie Ihre allgemeine Gesundheit und Ihr Wohlbefinden unterstützen. Diese Speisepläne sind flexibel und anpassungsfähig und ermöglichen es Ihnen, Zutaten und Mahlzeiten entsprechend Ihren Vorlieben und Ihrem Lebensstil auszutauschen.

Denken Sie daran, dass die Ernährung nur ein Teil der Behandlung von Polymyalgia rheumatica ist. Regelmäßige Bewegung, ausreichend Schlaf, Stressbewältigung und die Befolgung der Ratschläge Ihres Arztes sind entscheidende Bestandteile eines umfassenden Managementplans. Nutzen Sie diesen Leitfaden als Ausgangspunkt, um die Kontrolle über Ihre Gesundheit zu übernehmen und Ihre Lebensqualität zu verbessern.

Diese Speisepläne sind nahrhaft, lecker und einfach zuzubereiten. Sie enthalten eine Vielzahl entzündungshemmender Lebensmittel und ausgewogene Nährstoffe, um die Symptome von Polymyalgia Rheumatica effektiv zu lindern.

Einkaufslisten für Lebensmittel

Das Erstellen effektiver Einkaufslisten für Lebensmittel ist für die Aufrechterhaltung einer Polymyalgia Rheumatica-freundlichen Ernährung unerlässlich. Diese Listen sind so konzipiert, dass sie mit den zuvor bereitgestellten wöchentlichen Essensplänen übereinstimmen und sicherstellen, dass Sie über alle notwendigen Zutaten verfügen, um nahrhafte, entzündungshemmende Mahlzeiten zuzubereiten.

Einkaufsliste für Woche 1

Produzieren:

- Spinat (2 Beutel)

Polymyalgia rheumatica Diät für Anfänger 2024

- Grünkohl (1 Bund)
- Brokkoli (1 Kopf)
- Karotten (2 Pfund)
- Paprika (4)
- Tomaten (6)
- Kirschtomaten (1 Pint)
- Gurken (2)
- Zucchini (4)
- Süßkartoffeln (3)
- Rote Kartoffeln (2)
- Avocados (4)
- Blaubeeren (1 Pint)
- Erdbeeren (1 Pint)
- Äpfel (6)
- Bananen (1 Bund)
- Mango (1)
- Zitronen (4)
- Knoblauch (1 Knolle)
- Ingwer (1 Stück)
- Gemischtes Grün (1 Beutel)
- Sellerie (1 Bund)
- Spargel (1 Bund)

Proteine:

- Hähnchenbrust (4)

- Hähnchenschenkel (4)

- Lachsfilets (4)

- Garnelen (1 Pfund)

- Gemahlener Truthahn (1 Pfund)

- Eier (1 Dutzend)

- Griechischer Joghurt (1 Behälter)

- Mandelbutter (1 Glas)

- Erdnussbutter (1 Glas)

- Hummus (1 Behälter)

Getreide und Hülsenfrüchte:

- Quinoa (1 Pfund)

- Brauner Reis (1 Pfund)

- Haferflocken (1 Behälter)

- Vollkornbrot (1 Laib)

- Vollkorn-Wraps (1 Packung)

- Vollkorn-Waffelmischung (1 Packung)

- Linsen (1 Pfund)

- Kichererbsen (2 Dosen)

- Schwarze Bohnen (2 Dosen)

Milchprodukte und Alternativen:

- Feta-Käse (1 Block)

- Ziegenkäse (1 Stück)

- Mandelmilch (1 Karton)
- Kokosmilch (1 Dose)

Grundnahrungsmittel für die Speisekammer:

- Olivenöl (1 Flasche)
- Chiasamen (1 Beutel)
- Walnüsse (1 Beutel)
- Mandeln (1 Beutel)
- Cashewnüsse (1 Beutel)
- Gemischte Nüsse (1 Beutel)
- Balsamico-Vinaigrette (1 Flasche)
- Ahornsirup (1 Flasche)
- Honig (1 Glas)
- Gemüsebrühe (1 Karton)
- Sojasauce (1 Flasche)
- Kreuzkümmel (1 Glas)
- Paprika (1 Glas)
- Rosmarin (1 Glas)

Einkaufsliste für Woche 2

Produzieren:

- Spinat (2 Beutel)
- Grünkohl (1 Bund)
- Brokkoli (1 Kopf)

- Karotten (2 Pfund)

- Paprika (4)

- Tomaten (6)

- Kirschtomaten (1 Pint)

- Gurken (2)

- Zucchini (4)

- Süßkartoffeln (3)

- Rote Kartoffeln (2)

- Avocados (4)

- Blaubeeren (1 Pint)

- Erdbeeren (1 Pint)

- Äpfel (6)

- Bananen (1 Bund)

- Mango (1)

- Zitronen (4)

- Knoblauch (1 Knolle)

- Ingwer (1 Stück)

- Gemischtes Grün (1 Beutel)

- Sellerie (1 Bund)

- Spargel (1 Bund)

- Rote Zwiebel (2)

- Zuckererbsen (1 Beutel)

Proteine:

- Hähnchenbrust (4)
- Hähnchenschenkel (4)
- Lachsfilets (4)
- Garnelen (1 Pfund)
- Gemahlener Truthahn (1 Pfund)
- Eier (1 Dutzend)
- Griechischer Joghurt (1 Behälter)
- Mandelbutter (1 Glas)
- Erdnussbutter (1 Glas)
- Hummus (1 Behälter)

Getreide und Hülsenfrüchte:

- Quinoa (1 Pfund)
- Brauner Reis (1 Pfund)
- Haferflocken (1 Behälter)
- Vollkornbrot (1 Laib)
- Vollkorn-Wraps (1 Packung)
- Vollkorn-Waffelmischung (1 Packung)
- Linsen (1 Pfund)
- Kichererbsen (2 Dosen)
- Schwarze Bohnen (2 Dosen)

Milchprodukte und Alternativen:

- Feta-Käse (1 Block)

- Ziegenkäse (1 Stück)

- Mandelmilch (1 Karton)

- Kokosmilch (1 Dose)

Grundnahrungsmittel für die Speisekammer:

- Olivenöl (1 Flasche)

- Chiasamen (1 Beutel)

- Walnüsse (1 Beutel)

- Mandeln (1 Beutel)

- Cashewnüsse (1 Beutel)

- Gemischte Nüsse (1 Beutel)

- Balsamico-Vinaigrette (1 Flasche)

- Ahornsirup (1 Flasche)

- Honig (1 Glas)

- Gemüsebrühe (1 Karton)

- Sojasauce (1 Flasche)

- Kreuzkümmel (1 Glas)

- Paprika (1 Glas)

- Rosmarin (1 Glas)

- Schwarze Oliven (1 Glas)

- Oliven (1 Glas)

- Salsa (1 Glas)

- Kokoswasser (1 Karton)

- Tomatenmark (1 Dose)

- Gewürfelte Tomaten (1 Dose)

Einkaufsliste für Woche 3

Produzieren:

- Spinat (2 Beutel)

- Grünkohl (1 Bund)

- Brokkoli (1 Kopf)

- Karotten (2 Pfund)

- Paprika (4)

- Tomaten (6)

- Kirschtomaten (1 Pint)

- Gurken (2)

- Zucchini (4)

- Süßkartoffeln (3)

- Rote Kartoffeln (2)

- Avocados (4)

- Blaubeeren (1 Pint)

- Erdbeeren (1 Pint)

- Äpfel (6)

- Bananen (1 Bund)

- Mango (1)

- Zitronen (4)

- Knoblauch (1 Knolle)

- Ingwer (1 Stück)

- Gemischtes Grün (1 Beutel)

- Sellerie (1 Bund)

- Spargel (1 Bund)

- Rote Zwiebel (2)

- Zuckererbsen (1 Beutel)

Proteine:

- Hähnchenbrust (4)

- Hähnchenschenkel (4)

- Lachsfilets (4)

- Garnelen (1 Pfund)

- Gemahlener Truthahn (1 Pfund)

- Eier (1 Dutzend)

- Griechischer Joghurt (1 Behälter)

- Mandelbutter (1 Glas)

- Erdnussbutter (1 Glas)

- Hummus (1 Behälter)

Getreide und Hülsenfrüchte:

- Quinoa (1 Pfund)

- Brauner Reis (1 Pfund)

- Haferflocken (1 Behälter)

- Vollkornbrot (1 Laib)

- Vollkorn-Wraps (1 Packung)

- Vollkorn-Waffelmischung (1 Packung)

- Linsen (1 Pfund)

- Kichererbsen (2 Dosen)

- Schwarze Bohnen (2 Dosen)

Milchprodukte und Alternativen:

- Feta-Käse (1 Block)

- Ziegenkäse (1 Stück)

- Mandelmilch (1 Karton)

- Kokosmilch (1 Dose)

Grundnahrungsmittel für die Speisekammer:

- Olivenöl (1 Flasche)

- Chiasamen (1 Beutel)

- Walnüsse (1 Beutel)

- Mandeln (1 Beutel)

- Cashewnüsse (1 Beutel)

- Gemischte Nüsse (1 Beutel)

- Balsamico-Vinaigrette (1 Flasche)

- Ahornsirup (1 Flasche)

- Honig (1 Glas)

- Gemüsebrühe (1 Karton)

- Sojasauce (1 Flasche)

- Kreuzkümmel (1 Glas)

- Paprika (1 Glas)

- Rosmarin (1 Glas)

- Schwarze Oliven (1 Glas)

- Oliven (1 Glas)

- Salsa (1 Glas)

- Kokoswasser (1 Karton)

- Tomatenmark (1 Dose)

- Gewürfelte Tomaten (1 Dose)

Einkaufsliste für Woche 4

Produzieren:

- Spinat (2 Beutel)

- Grünkohl (1 Bund)

- Brokkoli (1 Kopf)

- Karotten (2 Pfund)

- Paprika (4)

- Tomaten (6)

- Kirschtomaten (1 Pint)

- Gurken (2)

- Zucchini (4)

- Süßkartoffeln (3)

- Rote Kartoffeln (2)

- Avocados (4)

- Blaubeeren (1 Pint)

- Erdbeeren (1 Pint)

- Äpfel (6)

- Bananen (1 Bund)

- Mango (1)

- Zitronen (4)

- Knoblauch (1 Knolle)

- Ingwer (1 Stück)

- Gemischtes Grün (1 Beutel)

- Sellerie (1 Bund)

- Spargel (1 Bund)

- Rote Zwiebel (2)

- Zuckererbsen (1 Beutel)

Proteine:

- Hähnchenbrust (4)

- Hähnchenschenkel (4)

- Lachsfilets (4)

- Garnelen (1 Pfund)

- Gemahlener Truthahn (1 Pfund)

- Eier (1 Dutzend)

- Griechischer Joghurt (1 Behälter)

- Mandelbutter (1 Glas)

- Erdnussbutter (1 Glas)

- Hummus (1 Behälter)

Getreide und Hülsenfrüchte:

- Quinoa (1 Pfund)
- Brauner Reis (1 Pfund)
- Haferflocken (1 Behälter)
- Vollkornbrot (1 Laib)
- Vollkorn-Wraps (1 Packung)
- Vollkorn-Waffelmischung (1 Packung)
- Linsen (1 Pfund)
- Kichererbsen (2 Dosen)
- Schwarze Bohnen (2 Dosen)

Milchprodukte und Alternativen:

- Feta-Käse (1 Block)
- Ziegenkäse (1 Stück)
- Mandelmilch (1 Karton)
- Kokosmilch (1 Dose)

Grundnahrungsmittel für die Speisekammer:

- Olivenöl (1 Flasche)
- Chiasamen (1 Beutel)
- Walnüsse (1 Beutel)
- Mandeln (1 Beutel)
- Cashewnüsse (1 Beutel)
- Gemischte Nüsse (1 Beutel)
- Balsamico-Vinaigrette (1 Flasche)

- Ahornsirup (1 Flasche)

- Honig (1 Glas)

- Gemüsebrühe (1 Karton)

- Sojasauce (1 Flasche)

- Kreuzkümmel (1 Glas)

- Paprika (1 Glas)

- Rosmarin (1 Glas)

- Schwarze Oliven (1 Glas)

- Oliven (1 Glas)

- Salsa (1 Glas)

- Kokoswasser (1 Karton)

- Tomatenmark (1 Dose)

- Gewürfelte Tomaten (1 Dose)

Diese Einkaufslisten sind so strukturiert, dass Sie alle wesentlichen Zutaten haben, die Sie für die wöchentlichen Essenspläne benötigen, und gleichzeitig den Schwerpunkt auf entzündungshemmende Lebensmittel legen. Organisieren Sie Ihre Einkaufstouren effizient und stressfrei

Nachfolgend finden Sie weitere Tipps für einen effektiven Lebensmitteleinkauf:

Tipps für einen effizienten Lebensmitteleinkauf

1. **Organisieren Sie Ihre Liste nach Abschnitten**: Kategorisieren Sie Ihre Einkaufsliste nach Bereichen des Geschäfts (Produkte, Proteine, Getreide, Milchprodukte, Grundnahrungsmittel für die Speisekammer), um Ihr Einkaufserlebnis zu optimieren.

2. **Kaufen Sie saisonale Produkte**: Entscheiden Sie sich für saisonales Obst und Gemüse für besseren Geschmack und Nährwert. Saisonale Produkte sind oft auch günstiger.

3. **Kaufen Sie nach Möglichkeit in großen Mengen**: Kaufen Sie Grundnahrungsmittel wie Getreide, Nüsse und Samen in großen Mengen, um Geld zu sparen und Verpackungsmüll zu reduzieren.

4. **Lesen Sie die Etiketten sorgfältig durch**: Lesen Sie beim Kauf verpackter Lebensmittel die Etiketten, um sicherzustellen, dass sie keinen versteckten Zucker, ungesunde Fette oder künstliche Zusatzstoffe enthalten.

5. **Vorausplanen**: Erstellen Sie anhand Ihres Essensplans eine detaillierte Einkaufsliste und halten Sie sich daran, um Impulskäufe zu vermeiden, die möglicherweise nicht zu Ihren Ernährungszielen passen.

6. **Investieren Sie in Qualität**: Investieren Sie nach Möglichkeit in hochwertige, biologische oder lokal angebaute Produkte und Proteine, um den Nährwert zu maximieren.

7. **Suchen Sie nach Angeboten und Rabatten**: Halten Sie nach Angeboten für Ihre regulären Heftklammern Ausschau, aber achten Sie darauf, nur das zu kaufen, was Sie brauchen, um Verschwendung zu vermeiden.

Abschluss

Eine strukturierte Einkaufsliste und ein Einkaufsplan sind ein wesentlicher Bestandteil der Aufrechterhaltung einer Ernährung, die die Behandlung von Polymyalgia Rheumatica unterstützt. Indem Sie die bereitgestellten wöchentlichen Listen befolgen und die Einkaufstipps nutzen, können Sie sicherstellen, dass Ihre Speisekammer mit den richtigen Zutaten gefüllt ist, um nahrhafte, entzündungshemmende Mahlzeiten zuzubereiten, die Ihren Gesundheitszielen entsprechen. Konsequente Planung und achtsames Einkaufen helfen Ihnen, auf dem richtigen Weg zu bleiben und Ihre Ernährungsreise sowohl angenehm als auch nachhaltig zu gestalten.

Tipps für die Zubereitung und das Kochen von Mahlzeiten

Eine effiziente Essenszubereitung und das Kochen können es einfacher machen, die ganze Woche über eine Polymyalgia Rheumatica-freundliche Diät einzuhalten. Hier sind einige hilfreiche Tipps, um den Prozess der Essenszubereitung zu optimieren und das Kochen zum Vergnügen zu machen:

1. **Planen Sie Ihre Mahlzeiten**: Nehmen Sie sich jede Woche Zeit, Ihre Mahlzeiten und Snacks zu planen. Sehen Sie sich Ihren wöchentlichen Speiseplan an und erstellen Sie eine Einkaufsliste, um sicherzustellen, dass Sie über alle notwendigen Zutaten verfügen.

2. **Batch-Kochen**: Kochen Sie zu Beginn der Woche große Mengen an Grundnahrungsmitteln wie Getreide, Proteinen und geröstetem Gemüse. Dies spart an arbeitsreichen Wochentagen Zeit und bietet fertige Komponenten für Mahlzeiten.

3. **Investieren Sie in zeitsparende Tools**: Erwägen Sie die Investition in Küchengeräte wie einen Slow Cooker, einen Instant Pot oder eine Küchenmaschine, um die Zubereitung von Mahlzeiten zu vereinfachen. Mit diesen Werkzeugen können Sie Mahlzeiten schneller und effizienter zubereiten.

4. **Bereiten Sie die Zutaten im Voraus vor**: Waschen, hacken und portionieren Sie die Zutaten im Voraus, um das Kochen zu optimieren. Bewahren Sie vorbereitetes Gemüse, Getreide und Proteine in Behältern oder wiederverschließbaren Beuteln im Kühlschrank auf, damit Sie leicht darauf zugreifen können.

5. **Verwenden Sie gefriergeeignete Mahlzeiten**: Bereiten Sie gefriergeeignete Mahlzeiten wie Suppen, Eintöpfe und Aufläufe im Voraus zu und lagern Sie sie in portionierten Behältern. Diese Mahlzeiten können für ein praktisches Abendessen unter der Woche schnell aufgewärmt werden.

6. **Erstellen Sie einen Zeitplan für die Essenszubereitung**: Nehmen Sie sich jede Woche eine bestimmte Zeit für die Essenszubereitung und das Kochen. Wählen Sie einen Tag, an dem Sie die meiste Zeit zur Verfügung haben, und machen Sie ihn zu einem festen Bestandteil Ihrer Routine.

7. **Experimentieren Sie mit Eintopfgerichten**: Eintopfgerichte wie Pfannengerichte, Pfannengerichte und Blechgerichte sind schnell zubereitet und erfordern nur minimalen Reinigungsaufwand. Experimentieren Sie mit verschiedenen Geschmackskombinationen und Zutaten, um die Mahlzeiten interessant zu gestalten.

8. **Üben Sie die Portionskontrolle**: Verwenden Sie Messbecher, Löffel und Küchenwaagen, um die Zutaten zu portionieren und übermäßiges Essen zu vermeiden. Dies kann Ihnen helfen, ein gesundes Nährstoffgleichgewicht aufrechtzuerhalten und einer übermäßigen Kalorienaufnahme vorzubeugen.

9. **Beziehen Sie die ganze Familie mit ein**: Kochen kann eine unterhaltsame und lehrreiche Aktivität für die ganze Familie sein. Ermutigen Sie Kinder, bei altersgerechten Aufgaben wie Gemüse waschen, Zutaten umrühren oder den Tisch decken mitzuhelfen.

10. **Bleib organisiert**: Halten Sie Ihre Küche organisiert und mit wichtigen Kochutensilien und Zutaten ausgestattet. Dadurch wird die Essenszubereitung und das Kochen effizienter und angenehmer.

Indem Sie diese Tipps in Ihre Essenszubereitungsroutine integrieren, können Sie Zeit sparen, Stress reduzieren und sicherstellen, dass Sie immer gesunde und köstliche Mahlzeiten zur Hand haben, um Ihre Ernährungsziele zu unterstützen.

KAPITEL 6

REZEPTE

Frühstück

Entzündungshemmende Smoothies

Smoothies sind eine schnelle und bequeme Möglichkeit, eine Vielzahl von Nährstoffen in Ihre Morgenroutine zu integrieren. Diese entzündungshemmenden Smoothie-Rezepte strotzen vor Geschmack und gesundheitlichen Vorteilen.

1. Berry Blast Smoothie

- Zutaten:
    - 1 Tasse Spinat
    - 1/2 Tasse gefrorene gemischte Beeren (Erdbeeren, Blaubeeren, Himbeeren)
    - 1/2 reife Banane
    - 1/2 Tasse ungesüßte Mandelmilch
    - 1 Esslöffel Chiasamen
    - 1 Teelöffel Honig oder Ahornsirup (optional)
- Anweisungen:
    - Alle Zutaten in einen Mixer geben.
    - Mixen, bis eine glatte und cremige Masse entsteht.
    - Abschmecken und die Süße bei Bedarf mit Honig oder Ahornsirup anpassen.
    - In ein Glas füllen und sofort genießen.

2. Tropischer Kurkuma-Smoothie

- Zutaten:

  o   1 Tasse Spinat

  o   1/2 Tasse gefrorene Ananasstücke

  o   1/2 Tasse gefrorene Mangostücke

  o   1/2 reife Banane

  o   1/2 Tasse Kokoswasser

  o   1/2 Teelöffel Kurkumapulver

  o   1 Esslöffel geriebener Ingwer

  o   1 Esslöffel Leinsamenmehl

- Anweisungen:

  o   Alle Zutaten in einen Mixer geben.

  o   Mixen, bis eine glatte und cremige Masse entsteht.

  o   Abschmecken und bei Bedarf die Süße anpassen.

  o   In ein Glas füllen und sofort servieren.

Herzhaftes Vollkornfrühstück

Beginnen Sie Ihren Tag mit diesen sättigenden und nahrhaften Vollkorn-Frühstücksrezepten, die Sie bis zur Mittagszeit voller Energie und Zufriedenheit halten.

1. Quinoa-Frühstücksschüssel

- Zutaten:

  o   1/2 Tasse gekochte Quinoa

  o   1/4 Tasse Mandelmilch

- o   1/2 Teelöffel Zimt

- o   1 Esslöffel Honig oder Ahornsirup

- o   1/4 Tasse gemischte Beeren

- o   1 Esslöffel gehackte Nüsse (Mandeln, Walnüsse oder Pekannüsse)

- o   Optionale Toppings: Bananenscheiben, Kokosraspeln, Chiasamen

- **Anweisungen:**

  - o   Mandelmilch in einem Topf erhitzen, bis sie warm ist.

  - o   Gekochte Quinoa, Zimt und Honig oder Ahornsirup unterrühren.

  - o   Unter gelegentlichem Rühren 2-3 Minuten kochen lassen, bis es durchgewärmt ist.

  - o   Die Quinoa-Mischung in eine Schüssel geben.

  - o   Mit gemischten Beeren, gehackten Nüssen und optionalen Belägen Ihrer Wahl belegen.

  - o   Warm servieren und genießen!

2. Overnight Oats

- Zutaten:

  - o   1/2 Tasse Haferflocken

  - o   1/2 Tasse Mandelmilch

  - o   1/4 Tasse griechischer Joghurt

  - o   1 Esslöffel Chiasamen

  - o   1 Esslöffel Honig oder Ahornsirup

  - o   1/4 Teelöffel Vanilleextrakt

- o Belag: Bananenscheiben, Beeren, Nüsse, Samen, Kokosflocken

- Anweisungen:

  - o Kombinieren Sie in einem Glas oder Behälter Haferflocken, Mandelmilch, griechischen Joghurt, Chiasamen, Honig oder Ahornsirup und Vanilleextrakt.

  - o Zum Kombinieren gut umrühren.

  - o Abdecken und über Nacht oder mindestens 4 Stunden im Kühlschrank lagern.

  - o Rühren Sie morgens die Haferflocken um und fügen Sie Ihre Lieblingszutaten hinzu.

  - o Je nach Vorliebe kalt oder warm genießen.

Diese Frühstücksrezepte sollen Ihren Tag mit einer nahrhaften und köstlichen Mahlzeit beginnen, die Ihre allgemeine Gesundheit und Ihr Wohlbefinden unterstützt. Sie können sie ganz nach Ihren Geschmacksvorlieben mit Ihren Lieblingszutaten und -geschmacksrichtungen individuell gestalten.

Mittagessen

Entzündungshemmende Salatschüssel

Salate sind vielseitig, sättigend und perfekt für ein nahrhaftes Mittagessen. Diese entzündungshemmenden Salatschüsselrezepte sind vollgepackt mit buntem Gemüse, gesunden Fetten und Proteinen, damit Sie sich den ganzen Tag über voller Energie fühlen.

1. Mediterrane Kichererbsensalatschüssel

- Zutaten:

  - o 1 Tasse gekochte Quinoa

- o 1 Tasse Kichererbsen aus der Dose, abgetropft und abgespült

- o 1/2 Tasse Kirschtomaten, halbiert

- o 1/4 Tasse gewürfelte Gurke

- o 1/4 Tasse gewürfelte rote Zwiebel

- o 1/4 Tasse geschnittene Kalamata-Oliven

- o 2 Esslöffel zerbröckelter Feta-Käse

- o 2 Esslöffel gehackte frische Petersilie

- o 2 Esslöffel natives Olivenöl extra

- o 1 Esslöffel Zitronensaft

- o Salz und Pfeffer nach Geschmack

- **Anweisungen:**

  - o In einer großen Schüssel gekochtes Quinoa, Kichererbsen, Kirschtomaten, Gurken, rote Zwiebeln, Oliven, Feta-Käse und Petersilie vermischen.

  - o Olivenöl und Zitronensaft über den Salat träufeln.

  - o Mit Salz und Pfeffer abschmecken.

  - o Vorsichtig umrühren und vermengen.

  - o Den Salat auf Schüsseln verteilen und sofort servieren.

2. Rainbow Veggie Buddha Bowl

- **Zutaten:**

  - o 1 Tasse gekochter brauner Reis oder Quinoa

  - o 1 Tasse gemischtes Grün

  - o 1/2 Tasse geröstete Süßkartoffeln

- o   1/2 Tasse gedämpfte Brokkoliröschen

- o   1/4 Tasse geriebener Rotkohl

- o   1/4 Tasse geraspelte Karotten

- o   1/4 Tasse geschnittene Paprika

- o   1/4 Tasse geschnittene Gurke

- o   2 Esslöffel gehobelte Mandeln

- o   2 Esslöffel Tahini-Dressing (hergestellt aus Tahini, Zitronensaft, Knoblauch und Wasser)

- o   Optionales Protein: gegrilltes Hähnchen, Tofu oder Kichererbsen

- **Anweisungen:**

  - o   Gekochten Reis oder Quinoa und gemischtes Gemüse in Schüsseln anrichten.

  - o   Mit gerösteten Süßkartoffeln, gedünsteten Brokkoliröschen, geriebenem Kohl, Karotten, Paprika, Gurken und gehobelten Mandeln belegen.

  - o   Mit Tahini-Dressing beträufeln.

  - o   Fügen Sie nach Wunsch gegrilltes Hähnchen, Tofu oder Kichererbsen hinzu, um einen zusätzlichen Proteinschub zu erhalten.

  - o   Sofort servieren und genießen!

3. Avocado-Thunfisch-Salatschüssel

- **Zutaten:**

  - o   1 Dose (5 oz) Thunfisch, abgetropft

  - o   1 reife Avocado, gewürfelt

- o   1/4 Tasse gewürfelte rote Zwiebel

- o   1/4 Tasse gewürfelte Gurke

- o   1/4 Tasse gewürfelte Paprika

- o   1 Esslöffel gehackter frischer Koriander

- o   1 Esslöffel Limettensaft

- o   Salz und Pfeffer nach Geschmack

- o   Zum Servieren gemischtes Gemüse oder Spinat

- Anweisungen:

  - o   In einer Schüssel Thunfisch, Avocado, rote Zwiebel, Gurke, Paprika, Koriander und Limettensaft vermischen.

  - o   Mit Salz und Pfeffer abschmecken.

  - o   Vorsichtig mischen, bis alles gut vermischt ist.

  - o   Auf einem Bett aus gemischtem Gemüse oder Spinat servieren.

  - o   Sofort genießen.

Diese lebendigen Salatschüsselrezepte lassen sich ganz einfach mit Ihren Lieblingszutaten und Dressings anpassen. Sie eignen sich perfekt für ein sättigendes und nahrhaftes Mittagessen, das Sie den ganzen Nachmittag über mit Energie versorgt und konzentriert hält.

Befriedigende Suppen und Eintöpfe

Suppen und Eintöpfe sind wohltuend, nahrhaft und perfekt für gemütliche Abende. Diese sättigenden Rezepte sind vollgepackt mit entzündungshemmenden Inhaltsstoffen, die Ihre Gesundheit und Ihr Wohlbefinden unterstützen.

1. Linsen-Gemüsesuppe

- Zutaten:
    - 1 Tasse grüne Linsen, abgespült und abgetropft
    - 4 Tassen Gemüsebrühe
    - 1 Zwiebel, gewürfelt
    - 2 Karotten, gewürfelt
    - 2 Selleriestangen, gewürfelt
    - 2 Knoblauchzehen, gehackt
    - 1 Teelöffel gemahlener Kreuzkümmel
    - 1 Teelöffel gemahlener Kurkuma
    - 1/2 Teelöffel Paprika
    - Salz und Pfeffer nach Geschmack
    - Frische Petersilie zum Garnieren

- Anweisungen:
    - In einem großen Topf Olivenöl bei mittlerer Hitze erhitzen.
    - Gewürfelte Zwiebeln, Karotten und Sellerie hinzufügen. Etwa 5 Minuten kochen, bis es weich ist.
    - Gehackten Knoblauch, gemahlenen Kreuzkümmel, Kurkuma und Paprika hinzufügen. Noch eine Minute kochen, bis es duftet.
    - Abgespülte Linsen und Gemüsebrühe in den Topf geben. Zum Kochen bringen, dann die Hitze reduzieren und 20–25 Minuten köcheln lassen, oder bis die Linsen weich sind.
    - Mit Salz und Pfeffer abschmecken.
    - Heiß servieren, garniert mit frischer Petersilie.

2. Butternusskürbis-Grünkohl-Suppe

- Zutaten:

    o 1 Butternusskürbis, geschält, entkernt und gewürfelt

    o 1 Zwiebel, gewürfelt

    o 2 Knoblauchzehen, gehackt

    o 4 Tassen Gemüsebrühe

    o 2 Tassen gehackter Grünkohl

    o 1 Teelöffel getrockneter Thymian

    o Salz und Pfeffer nach Geschmack

    o Olivenöl zum Kochen

    o Optionale Toppings: geröstete Kürbiskerne, griechischer Joghurt

- Anweisungen:

    o In einem großen Topf Olivenöl bei mittlerer Hitze erhitzen.

    o Gewürfelte Zwiebeln dazugeben und ca. 5 Minuten glasig dünsten.

    o Gehackten Knoblauch und gewürfelten Butternusskürbis hinzufügen. Weitere 5 Minuten kochen lassen.

    o Mit Gemüsebrühe aufgießen und getrockneten Thymian hinzufügen. Zum Kochen bringen, dann die Hitze reduzieren und 20–25 Minuten köcheln lassen, oder bis der Kürbis weich ist.

    o Die Suppe mit einem Stabmixer pürieren, bis eine glatte Masse entsteht.

    o Gehackten Grünkohl unterrühren und weitere 5 Minuten köcheln lassen, bis der Grünkohl welk ist.

115

- o   Mit Salz und Pfeffer abschmecken.

- o   Heiß servieren, garniert mit gerösteten Kürbiskernen und auf Wunsch mit einem Klecks griechischem Joghurt.

3. Kurkuma-Hühnersuppe

- Zutaten:

    - o   2 Hähnchenbrustfilets ohne Knochen und Haut, gewürfelt

    - o   4 Tassen Hühnerbrühe

    - o   1 Zwiebel, gewürfelt

    - o   2 Karotten, gewürfelt

    - o   2 Selleriestangen, gewürfelt

    - o   2 Knoblauchzehen, gehackt

    - o   1 Esslöffel geriebener Ingwer

    - o   1 Teelöffel gemahlener Kurkuma

    - o   1/2 Teelöffel gemahlener Kreuzkümmel

    - o   Salz und Pfeffer nach Geschmack

    - o   Frischer Koriander zum Garnieren

- Anweisungen:

    - o   In einem großen Topf Olivenöl bei mittlerer Hitze erhitzen.

    - o   Gewürfelte Zwiebeln, Karotten und Sellerie hinzufügen. Etwa 5 Minuten kochen, bis es weich ist.

    - o   Gehackten Knoblauch, geriebenen Ingwer, gemahlene Kurkuma und gemahlenen Kreuzkümmel hinzufügen. Noch eine Minute kochen, bis es duftet.

    - o   Gewürfelte Hähnchenbrust und Hühnerbrühe in den Topf geben. Zum Kochen bringen, dann die Hitze reduzieren und 15–20 Minuten köcheln lassen, oder bis das Hähnchen gar ist.

- o   Mit Salz und Pfeffer abschmecken.

- o   Heiß servieren, garniert mit frischem Koriander.

Diese sättigenden Suppen und Eintöpfe sind voller Geschmack und Nährstoffe und eignen sich perfekt für ein nahrhaftes Abendessen. Passen Sie die Rezepte gerne mit Ihren Lieblingsgemüsen, -kräutern und -gewürzen an Ihre Geschmackspräferenzen an.

Abendessen

Magere Protein- und Gemüsegerichte

Das Abendessen ist die perfekte Gelegenheit, eine ausgewogene Mahlzeit mit magerem Eiweiß und viel buntem Gemüse zu genießen. Diese Rezepte sind köstlich, sättigend und voller Nährstoffe, die Ihre Gesundheit unterstützen.

1. Gebackener Zitronen-Kräuter-Lachs

- Zutaten:

  - o   4 Lachsfilets

  - o   2 Esslöffel Olivenöl

  - o   2 Knoblauchzehen, gehackt

  - o   Schale und Saft von 1 Zitrone

  - o   1 Esslöffel gehackte frische Petersilie

  - o   1 Esslöffel gehackter frischer Dill

  - o   Salz und Pfeffer nach Geschmack

  - o   Zitronenscheiben zum Garnieren

- Anweisungen:

117

o   Heizen Sie den Ofen auf 400 °F (200 °C) vor. Ein Backblech mit Backpapier auslegen.

o   In einer kleinen Schüssel Olivenöl, gehackten Knoblauch, Zitronenschale, Zitronensaft, gehackte Petersilie und gehackten Dill verrühren.

o   Lachsfilets auf das vorbereitete Backblech legen. Mit Salz und Pfeffer würzen.

o   Die Zitronen-Kräuter-Mischung über die Lachsfilets träufeln und gleichmäßig verteilen.

o   Für zusätzlichen Geschmack legen Sie Zitronenscheiben auf jedes Filet.

o   12–15 Minuten backen oder bis der Lachs gar ist und sich mit einer Gabel leicht zerteilen lässt.

o   Heiß servieren, nach Wunsch mit zusätzlichen frischen Kräutern garniert.

2. Gegrilltes Balsamico-Hähnchen mit geröstetem Gemüse

- Zutaten:

  o   4 Hähnchenbrustfilets ohne Knochen und Haut

  o   1/4 Tasse Balsamico-Essig

  o   2 Esslöffel Olivenöl

  o   2 Knoblauchzehen, gehackt

  o   1 Teelöffel getrocknete italienische Kräuter

  o   Salz und Pfeffer nach Geschmack

  o   2 Tassen gemischtes Gemüse (Paprika, Zucchini, Kirschtomaten)

  o   Frischer Basilikum zum Garnieren

- Anweisungen:

  o In einer Schüssel Balsamico-Essig, Olivenöl, gehackten Knoblauch, getrocknete italienische Kräuter, Salz und Pfeffer verrühren.

  o Hähnchenbrust in eine flache Schüssel legen und mit der Balsamico-Marinade übergießen. Mindestens 30 Minuten oder bis zu 4 Stunden im Kühlschrank marinieren.

  o Den Grill auf mittlere bis hohe Hitze vorheizen. Hähnchen aus der Marinade nehmen und überschüssige Marinade wegwerfen.

  o Hähnchenbrust auf jeder Seite 6–8 Minuten grillen oder bis sie gar sind und in der Mitte nicht mehr rosa sind.

  o Während das Hähnchen grillt, das gemischte Gemüse mit Olivenöl, Salz und Pfeffer vermengen. Legen Sie sie auf ein mit Backpapier ausgelegtes Backblech.

  o Das Gemüse im Ofen bei 200 °C (400 °F) 15–20 Minuten lang rösten, bis es weich und karamellisiert ist.

  o Servieren Sie gegrilltes Balsamico-Hähnchen mit geröstetem Gemüse und garniert mit frischem Basilikum.

Gesunde Getreideschalen

Getreideschalen sind eine vielseitige und sättigende Option zum Abendessen, bei der Sie mit Ihren Lieblingszutaten kreativ werden können. Hier sind zwei köstliche Variationen zum Probieren:

1. Mediterrane Quinoa-Bowl

- Zutaten:

  o 1 Tasse gekochte Quinoa

  o 1/2 Tasse gekochte Kichererbsen

119

- o 1/2 Tasse Kirschtomaten, halbiert

- o 1/4 Tasse geschnittene Gurke

- o 1/4 Tasse geschnittene Kalamata-Oliven

- o 2 Esslöffel zerbröckelter Feta-Käse

- o 2 Esslöffel gehackte frische Petersilie

- o 2 Esslöffel Hummus

- o Zitronenspalten zum Servieren

- **Anweisungen:**

  - o In einer Schüssel gekochtes Quinoa, gekochte Kichererbsen, Kirschtomaten, Gurken, Oliven, Feta-Käse und Petersilie schichten.

  - o Hummus über die Schüssel träufeln.

  - o Vor dem Essen mit Zitronenspalten servieren, die man vor dem Essen über der Schüssel auspressen kann.

2. Schüssel mit braunem Teriyaki-Tofu-Reis

- **Zutaten:**

  - o 1 Tasse gekochter brauner Reis

  - o 1 Tasse gewürfelter Tofu, gebacken oder in der Pfanne gebraten

  - o 1/2 Tasse gedämpfte Brokkoliröschen

  - o 1/4 Tasse geraspelte Karotten

  - o 1/4 Tasse geschnittene Paprika

  - o 2 Esslöffel Teriyaki-Sauce

  - o Sesamsamen zum Garnieren

- o   Geschnittene Frühlingszwiebeln zum Garnieren

- Anweisungen:

  - o   In einer Schüssel den gekochten braunen Reis, den gewürfelten Tofu, die gedünsteten Brokkoliröschen, die geraspelten Karotten und die geschnittenen Paprikaschoten schichten.

  - o   Teriyaki-Sauce über die Schüssel träufeln.

  - o   Mit Sesamkörnern und geschnittenen Frühlingszwiebeln bestreuen.

  - o   Sofort servieren und genießen!

Diese mageren Protein- und Gemüsegerichte sind zusammen mit gesunden Getreideschalen perfekt für ein nahrhaftes und sättigendes Abendessen. Fühlen Sie sich frei, die Rezepte mit Ihren Lieblingszutaten und -geschmacksrichtungen an Ihre Geschmackspräferenzen anzupassen.

Snacks und Desserts

Entzündungshemmende Snacks

Snacks können ein wichtiger Teil des Tages sein und zwischen den Mahlzeiten Energie und Nährstoffe liefern. Diese entzündungshemmenden Snack-Ideen sind köstlich, sättigend und voller nährender Zutaten, die Ihre Gesundheit unterstützen.

1. Gemüsesticks mit Hummus

- Zutaten:

  - o   Karottenstifte

  - o   Gurkenscheiben

  - o   Paprikastreifen

  - o   Kirschtomaten

- o   Hummus zum Dippen

2. Perfekter griechischer Joghurt

- Zutaten:

  - o   griechischer Joghurt

  - o   Gemischte Beeren (Erdbeeren, Blaubeeren, Himbeeren)

  - o   Granola

  - o   Honig oder Ahornsirup (optional)

3. Mandelbutter-Apfelscheiben

- Zutaten:

  - o   Apfelstücke

  - o   Mandelbutter

  - o   Zimt (optional)

4. Studentenfutter

- Zutaten:

  - o   Gemischte Nüsse (Mandeln, Walnüsse, Cashewnüsse)

  - o   Trockenfrüchte (Rosinen, Aprikosen, Preiselbeeren)

  - o   Kürbiskerne

  - o   Dunkle Schokoladenstückchen (optional)

Gesunde süße Leckereien

Verwöhnen Sie Ihre Naschkatzen mit diesen gesunden und nahrhaften Dessertideen, die sich perfekt dazu eignen, Heißhungerattacken ohne schlechtes Gewissen zu stillen.

1. Dunkle Schokoladenrinde mit Nüssen und Samen

- Zutaten:

    o Dunkle Schokolade (70 % Kakao oder mehr)

    o Gemischte Nüsse und Samen (Mandeln, Walnüsse, Kürbiskerne, Sonnenblumenkerne)

    o Trockenfrüchte (Preiselbeeren, Kirschen, Aprikosen)

2. Bananen-Haferflocken-Kekse

- Zutaten:

    o Reife Bananen

    o Haferflocken

    o Zimt

    o Rosinen oder Schokoladenstückchen (optional)

3. Chia-Samen-Pudding

- Zutaten:

    o Chiasamen

    o Kokosmilch oder Mandelmilch

    o Vanilleextrakt

    o Ahornsirup oder Honig (optional)

    o Frisches Obst zum Garnieren (Beeren, Bananenscheiben)

4. Gefrorene Joghurtrinde

- Zutaten:

    o griechischer Joghurt

    o Honig oder Ahornsirup

    o frische Beeren

o   Müsli oder zerdrückte Nüsse

Diese Snacks und Desserts sind perfekt, um Heißhungerattacken zu stillen und gleichzeitig Ihre Gesundheitsziele zu unterstützen. Experimentieren Sie ruhig mit verschiedenen Zutaten und Geschmacksrichtungen, um Ihre eigenen köstlichen Kreationen zu kreieren.

KAPITEL 7

ÄNDERUNGEN DES LEBENSSTILS ZUR UNTERSTÜTZUNG IHRER ERNÄHRUNG

Eine Änderung des Lebensstils und eine Umstellung der Ernährung können Ihr allgemeines Wohlbefinden erheblich steigern und die Behandlung von Polymyalgia Rheumatica verbessern. Hier sind einige Anpassungen des Lebensstils, die Sie berücksichtigen sollten:

1. Regelmäßige Bewegung:

- Treiben Sie regelmäßig Sport, um die Beweglichkeit der Gelenke, die Muskelkraft und die allgemeine Beweglichkeit zu verbessern.

- Wählen Sie Übungen mit geringer Belastung wie Gehen, Schwimmen, Yoga und Radfahren, um die Belastung Ihrer Gelenke zu verringern.

2. Stressmanagement:

- Üben Sie Techniken zur Stressreduzierung wie Meditation, Atemübungen oder Achtsamkeit, um Schmerzen und Entzündungen zu lindern.

- Integrieren Sie Entspannungstechniken in Ihren Alltag, um ein Gefühl der Ruhe und des Wohlbefindens zu fördern.

3. Ausreichend Schlaf:

- Legen Sie Wert auf guten Schlaf, indem Sie einen konsistenten Schlafplan einhalten und eine entspannende Schlafenszeitroutine schaffen.

- Streben Sie jede Nacht 7–9 Stunden ununterbrochenen Schlaf an, um eine optimale Gesundheit und Immunfunktion zu unterstützen.

4. Raucherentwöhnung:

- Wenn Sie rauchen, sollten Sie darüber nachdenken, mit dem Rauchen aufzuhören, um Entzündungen zu reduzieren und die allgemeine Gesundheit zu verbessern.

- Suchen Sie Unterstützung bei medizinischem Fachpersonal, Selbsthilfegruppen oder Programmen zur Raucherentwöhnung, um Ihnen dabei zu helfen, erfolgreich mit dem Rauchen aufzuhören.

5. Gewichtsmanagement:

- Halten Sie ein gesundes Gewicht, um die Belastung Ihrer Gelenke zu reduzieren und die allgemeine Beweglichkeit zu verbessern.

- Konzentrieren Sie sich auf eine ausgewogene Ernährung mit viel Obst, Gemüse, Vollkornprodukten und magerem Eiweiß, um Ihre Gewichtskontrollziele zu unterstützen.

6. Bleiben Sie hydriert:

- Trinken Sie den ganzen Tag über viel Wasser, um die Flüssigkeitszufuhr aufrechtzuerhalten und die Gesundheit der Gelenke zu unterstützen.

- Begrenzen Sie den Konsum von zuckerhaltigen Getränken und Alkohol, da diese zu Entzündungen und Dehydrierung führen können.

7. Soziale Unterstützung:

- Suchen Sie Unterstützung bei Freunden, Familie oder Selbsthilfegruppen, um die Herausforderungen des Lebens mit Polymyalgia Rheumatica zu bewältigen.

- Vernetzen Sie sich mit anderen, die Ihre Erfahrungen verstehen und Ihnen Ermutigung und Empathie bieten können.

8. Regelmäßige ärztliche Untersuchungen:

- Vereinbaren Sie regelmäßige Termine mit Ihrem Arzt, um Ihren Zustand zu überwachen und die Behandlung bei Bedarf anzupassen.

- Bleiben Sie über neue Entwicklungen im Management von Polymyalgia Rheumatica auf dem Laufenden und besprechen Sie alle Bedenken oder Fragen mit Ihrem Gesundheitsteam.

Indem Sie diese Änderungen des Lebensstils in Ihren Alltag integrieren, können Sie Ihre Ernährungsbemühungen ergänzen und Ihre allgemeine Lebensqualität bei Polymyalgia Rheumatica verbessern.

Die Bedeutung körperlicher Aktivität

Regelmäßige körperliche Aktivität spielt eine entscheidende Rolle bei der Behandlung von Polymyalgia Rheumatica und der Förderung der allgemeinen Gesundheit und des Wohlbefindens. Hier sind einige Hauptgründe, warum körperliche Aktivität wichtig ist:

1. Behält die Gelenkflexibilität und Bewegungsfreiheit bei:

- Regelmäßige Bewegung hilft, Ihre Gelenke flexibel und beweglich zu halten, Steifheit zu reduzieren und die Bewegungsfreiheit zu verbessern. Dies ist besonders wichtig für Personen mit Polymyalgia rheumatica, bei denen es zu Gelenkschmerzen und Steifheit kommen kann.

2. Stärkt Muskeln und Knochen:

- Krafttrainingsübungen tragen zum Aufbau und Erhalt der Muskelkraft bei, was die Gelenkfunktion und -stabilität unterstützen kann. Darüber hinaus tragen Belastungsübungen dazu bei, die Knochengesundheit zu fördern und das Osteoporoserisiko zu verringern.

3. Reduziert Entzündungen und Schmerzen:

- Körperliche Aktivität hat nachweislich eine entzündungshemmende Wirkung, die dazu beitragen kann, Entzündungen im Zusammenhang mit Polymyalgia rheumatica zu reduzieren und Schmerzen zu lindern. Regelmäßige Bewegung stimuliert auch die Freisetzung von Endorphinen, natürlichen schmerzlindernden Chemikalien im Körper.

4. Verbessert die Stimmung und das geistige Wohlbefinden:

- Sport hat eine stimmungsaufhellende Wirkung und kann dazu beitragen, Angstgefühle, Depressionen und Stress zu reduzieren. Durch körperliche Aktivität werden Neurotransmitter wie Serotonin und Dopamin freigesetzt, die Glücksgefühle und Entspannung fördern.

5. Unterstützt das Gewichtsmanagement:

- Regelmäßige körperliche Aktivität spielt eine Schlüsselrolle bei der Aufrechterhaltung eines gesunden Gewichts und der Vorbeugung von Fettleibigkeit, was für die Behandlung von Polymyalgia Rheumatica wichtig ist. Übergewicht kann Gelenkschmerzen und Entzündungen verschlimmern.

6. Verbessert die kardiovaskuläre Gesundheit:

- Aerobic-Übungen wie Gehen, Schwimmen oder Radfahren stärken das Herz und verbessern die Herz-Kreislauf-Gesundheit. Dies ist wichtig für Personen mit Polymyalgia Rheumatica, da bei ihnen möglicherweise ein erhöhtes Risiko für Herz-Kreislauf-Erkrankungen besteht.

7. Steigert das Energieniveau und die Lebensqualität:

- Regelmäßige körperliche Aktivität steigert das Energieniveau und verbessert die allgemeine Vitalität und Lebensqualität. Die Teilnahme an angenehmen Aktivitäten kann ein Erfolgserlebnis und Zufriedenheit vermitteln.

8. Fördert Unabhängigkeit und Funktionsfähigkeit:

- Durch den Erhalt von Kraft, Flexibilität und Beweglichkeit durch körperliche Betätigung können Menschen mit Polymyalgia Rheumatica ihre Unabhängigkeit und Fähigkeit zur Durchführung alltäglicher Aktivitäten verbessern.

Es ist wichtig, verschiedene körperliche Aktivitäten auszuüben, die Ihnen Spaß machen und die Ihrem Fitnessniveau und Gesundheitszustand entsprechen. Konsultieren Sie Ihren Arzt, bevor Sie mit einem neuen Trainingsprogramm beginnen, insbesondere wenn Sie gesundheitliche Bedenken oder medizinische Beschwerden haben.

Indem Sie regelmäßige körperliche Aktivität in Ihren Alltag integrieren, können Sie die Symptome der Polymyalgia rheumatica wirksam in den Griff bekommen, Ihren allgemeinen Gesundheitszustand verbessern und Ihre Lebensqualität verbessern.

Techniken zur Stressbewältigung

Der Umgang mit Stress ist für Menschen mit Polymyalgia Rheumatica wichtig, da Stress die Symptome verschlimmern und das allgemeine Wohlbefinden beeinträchtigen kann. Hier sind einige wirksame Techniken zur Stressbewältigung, die Sie in Betracht ziehen sollten:

1. Achtsamkeitsmeditation:

- Üben Sie Achtsamkeitsmeditation, um das Bewusstsein für den gegenwärtigen Moment zu kultivieren und Stress abzubauen. Konzentrieren Sie sich ohne Urteil auf Ihren Atem, Ihre Körperempfindungen und Ihre Gedanken.

2. Atemübungen:

- Machen Sie tiefe Atemübungen, um die Entspannungsreaktion des Körpers zu aktivieren und Stress abzubauen. Versuchen Sie es mit Zwerchfellatmung oder geführten Atemübungen.

129

3. Progressive Muskelentspannung (PMR):

- Bei der PMR werden verschiedene Muskelgruppen systematisch angespannt und entspannt, um körperliche Spannungen zu lösen und die Entspannung zu fördern. Üben Sie regelmäßig PMR, um Muskelverspannungen und Stress zu lindern.

4. Yoga und Tai Chi:

- Nehmen Sie an sanften, achtsamen Bewegungsübungen wie Yoga oder Tai Chi teil, um Stress abzubauen, die Flexibilität zu verbessern und das allgemeine Wohlbefinden zu steigern. Zu diesen Übungen gehören auch Atemtechniken und Meditation.

5. Körperliche Aktivität:

- Regelmäßige körperliche Aktivität wie Gehen, Schwimmen oder Radfahren kann helfen, Stress abzubauen und die Entspannung zu fördern, indem Endorphine, die natürlichen stimmungsaufhellenden Chemikalien des Körpers, freigesetzt werden.

6. Kreativer Ausdruck:

- Beteiligen Sie sich an kreativen Aktivitäten wie Malen, Schreiben oder Musizieren, um Emotionen auszudrücken, Stress abzubauen und Entspannung zu fördern.

7. Soziale Unterstützung:

- Bitten Sie Freunde, Familie oder Selbsthilfegruppen um Unterstützung, um Ihre Erfahrungen auszutauschen, Ermutigung zu erhalten und sich verbunden zu fühlen. Soziale Unterstützung kann helfen, die Auswirkungen von Stress abzufedern.

8. Zeitmanagement und Priorisierung:

- Üben Sie effektive Zeitmanagementtechniken, wie das Erstellen von To-Do-Listen und das Priorisieren von Aufgaben, um das Gefühl von Überforderung und Stress zu reduzieren.

9. Entspannungstechniken:

- Entdecken Sie Entspannungstechniken wie Visualisierung, geführte Bilder oder Aromatherapie, um ein Gefühl der Ruhe und Entspannung zu erzeugen.

10. Begrenzung der Belastung durch Stressfaktoren: - Identifizieren und begrenzen Sie die Belastung durch Stressquellen in Ihrer Umgebung, unabhängig davon, ob es sich dabei um arbeitsbedingte, beziehungsbezogene oder persönliche Stressfaktoren handelt.

11. Professionelle Hilfe suchen: - Wenn Sie Schwierigkeiten haben, Stress alleine zu bewältigen, sollten Sie die Unterstützung eines Psychologen, Beraters oder Therapeuten in Betracht ziehen, der Sie beraten und unterstützen kann.

Indem Sie diese Techniken zur Stressbewältigung in Ihren Alltag integrieren, können Sie das Stressniveau reduzieren, Ihre Bewältigungsfähigkeiten verbessern und das allgemeine Wohlbefinden verbessern, während Sie mit Polymyalgia Rheumatica leben.

Schlaf- und Erholungstipps

Guter Schlaf ist für die allgemeine Gesundheit und das Wohlbefinden von entscheidender Bedeutung, insbesondere für Menschen mit Polymyalgia Rheumatica. Hier sind einige Tipps, um die Schlafqualität zu verbessern und die Erholung zu fördern:

1. Halten Sie einen konsistenten Schlafplan ein:

- Gehen Sie jeden Tag, auch am Wochenende, zur gleichen Zeit ins Bett und stehen Sie auf, um die innere Uhr Ihres Körpers zu regulieren und die Schlafqualität zu verbessern.

2. Erstellen Sie eine entspannende Schlafenszeitroutine:

- Richten Sie eine beruhigende Schlafenszeitroutine ein, um Ihrem Körper zu signalisieren, dass es Zeit zum Entspannen ist. Dazu können Aktivitäten wie Lesen, ein warmes Bad oder das Üben von Entspannungstechniken gehören.

3. Schaffen Sie eine angenehme Schlafumgebung:

- Stellen Sie sicher, dass Ihr Schlafzimmer zum Schlafen einlädt, indem Sie es kühl, dunkel und ruhig halten. Investieren Sie in eine bequeme Matratze und Kissen, die Ihren Körper stützen und die Entspannung fördern.

4. Begrenzen Sie die Bildschirmzeit vor dem Schlafengehen:

- Vermeiden Sie die Nutzung elektronischer Geräte wie Smartphones, Tablets und Computer in der Stunde vor dem Schlafengehen, da das ausgestrahlte blaue Licht den Schlafrhythmus stören kann.

5. Üben Sie Entspannungstechniken:

- Üben Sie Entspannungstechniken wie tiefes Atmen, progressive Muskelentspannung oder Meditation, um Körper und Geist vor dem Schlafengehen zu beruhigen.

6. Begrenzen Sie Koffein und Stimulanzien:

- Vermeiden Sie den Konsum von Koffein und Stimulanzien am Nachmittag und Abend, da diese Ihre Ein- und Durchschlaffähigkeit beeinträchtigen können.

7. Schmerzen und Beschwerden bewältigen:

- Nehmen Sie alle verschriebenen Medikamente oder Schmerzmittel gemäß den Anweisungen Ihres Arztes ein, um die mit Polymyalgia Rheumatica verbundenen Schmerzen und Beschwerden zu lindern, die den Schlaf stören können.

8. Bleiben Sie tagsüber aktiv:

- Treiben Sie tagsüber regelmäßig Sport, um körperliche Ermüdung zu fördern und die Schlafqualität zu verbessern. Achten Sie nur darauf, nicht zu kurz vor dem Schlafengehen Sport zu treiben, da dies eine anregende Wirkung haben kann.

9. Üben Sie Entspannungstechniken:

- Üben Sie Entspannungstechniken wie tiefes Atmen, progressive Muskelentspannung oder Visualisierung, um die Entspannung zu fördern und Ihren Körper auf den Schlaf vorzubereiten.

10. Suchen Sie eine Behandlung für Schlafstörungen auf: - Wenn bei Ihnen anhaltende Schlafstörungen oder Symptome von Schlafstörungen wie Schlaflosigkeit oder Schlafapnoe auftreten, suchen Sie eine Untersuchung und Behandlung durch einen Arzt auf.

11. Überwachen Sie Ihre Schlafmuster: - Verfolgen Sie Ihre Schlafmuster und -gewohnheiten mithilfe eines Schlaftagebuchs oder einer Smartphone-App, um Trends und Verbesserungsmöglichkeiten zu erkennen.

Indem Sie diese Schlaf- und Erholungstipps in Ihren Alltag integrieren, können Sie die Schlafqualität verbessern, die Erholung fördern und die allgemeine Gesundheit und das Wohlbefinden unterstützen, während Sie mit Polymyalgia rheumatica leben.

KAPITEL 8

NAHRUNGSERGÄNZUNGSMITTEL UND ALTERNATIVE THERAPIEN

Zusätzlich zu Ernährungsumstellungen und Änderungen des Lebensstils erwägen einige Personen mit Polymyalgia rheumatica möglicherweise die Einbeziehung von Nahrungsergänzungsmitteln und alternativen Therapien in ihren Behandlungsplan. Hier sind einige Möglichkeiten, die Sie erkunden können:

1. Omega-3-Fettsäuren:

- Omega-3-Fettsäuren, die in Fischölpräparaten enthalten sind, haben entzündungshemmende Eigenschaften und können dazu beitragen, Entzündungen im Zusammenhang mit Polymyalgia rheumatica zu reduzieren.

2. Kurkuma/Curcumin:

- Curcumin, der Wirkstoff in Kurkuma, hat entzündungshemmende und antioxidative Eigenschaften. Einige Studien deuten darauf hin, dass Kurkuma-Ergänzungsmittel dazu beitragen können, Schmerzen und Entzündungen bei Erkrankungen wie Polymyalgia rheumatica zu lindern.

3. Ingwer:

- Ingwer enthält Verbindungen mit entzündungshemmenden und schmerzstillenden Eigenschaften. Ingwerpräparate oder der Konsum von Ingwertee können helfen, Schmerzen und Entzündungen im Zusammenhang mit Polymyalgia rheumatica zu lindern.

4. Vitamin D:

- Vitamin-D-Mangel kommt häufig bei Menschen mit Autoimmunerkrankungen wie Polymyalgia rheumatica vor. Eine

Ergänzung mit Vitamin D kann helfen, die Immunfunktion zu unterstützen und Entzündungen zu reduzieren.

5. Probiotika:

- Probiotika sind nützliche Bakterien, die die Darmgesundheit und die Immunfunktion unterstützen. Einige Untersuchungen deuten darauf hin, dass probiotische Nahrungsergänzungsmittel dazu beitragen können, Entzündungen zu modulieren und die Symptome bei Autoimmunerkrankungen zu verbessern.

6. Akupunktur:

- Bei der Akupunktur werden dünne Nadeln an bestimmten Stellen des Körpers eingeführt, um den Energiefluss anzuregen und die Heilung zu fördern. Einige Menschen mit Polymyalgia Rheumatica empfinden Akupunktur als hilfreich, um Schmerzen zu lindern und die Beweglichkeit zu verbessern.

7. Massagetherapie:

- Eine Massagetherapie kann helfen, die Muskeln zu entspannen, Verspannungen abzubauen und die mit Polymyalgia Rheumatica verbundenen Schmerzen zu lindern. Es kann auch die Durchblutung verbessern und die allgemeine Entspannung fördern.

8. Geist-Körper-Therapien:

- Geist-Körper-Therapien wie Yoga, Tai Chi und Qigong beinhalten sanfte Bewegungen, Atemtechniken und Meditation, um die Entspannung zu fördern, Stress abzubauen und das allgemeine Wohlbefinden zu verbessern.

9. Wärme- und Kältetherapie:

- Das Anlegen von Wärme- oder Kältepackungen an die betroffenen Gelenke kann helfen, Schmerzen zu lindern und Entzündungen bei Polymyalgia rheumatica zu reduzieren. Experimentieren Sie mit

Wärme- und Kältetherapie, um herauszufinden, welche für Sie am besten geeignet ist.

10. Rücksprache mit dem Gesundheitsdienstleister: - Bevor Sie mit neuen Nahrungsergänzungsmitteln oder alternativen Therapien beginnen, ist es wichtig, dass Sie Ihren Arzt konsultieren. Sie können Ihnen basierend auf Ihren individuellen Gesundheitsbedürfnissen und Ihrer Krankengeschichte Hinweise zu sicheren und geeigneten Optionen geben.

Während Nahrungsergänzungsmittel und alternative Therapien möglicherweise zusätzliche Unterstützung bei der Behandlung der Symptome von Polymyalgia Rheumatica bieten, sollten sie als Teil eines umfassenden Behandlungsplans und in Verbindung mit ärztlichem Rat und verschriebenen Medikamenten eingesetzt werden.

Nützliche Ergänzungen

Bestimmte Nahrungsergänzungsmittel können potenzielle Vorteile für Personen mit Polymyalgia Rheumatica bieten, indem sie die allgemeine Gesundheit unterstützen und auf spezifische Ernährungsbedürfnisse eingehen. Hier sind einige Ergänzungen, die nützlich sein können:

1. Omega-3-Fettsäuren:

- Omega-3-Fettsäuren, die häufig in Fischölpräparaten enthalten sind, haben entzündungshemmende Eigenschaften, die dazu beitragen können, Entzündungen zu reduzieren und die mit Polymyalgia Rheumatica verbundenen Symptome zu lindern.

2. Vitamin D:

- Viele Menschen mit Autoimmunerkrankungen wie Polymyalgia rheumatica haben einen niedrigen Vitamin-D-Spiegel. Eine Ergänzung mit Vitamin D kann die Immunfunktion und die Knochengesundheit unterstützen.

3. Kalzium:

- Eine Kalziumergänzung kann für Personen mit Polymyalgia rheumatica wichtig sein, insbesondere wenn eine Kortikosteroidtherapie angewendet wird, da Kortikosteroide das Osteoporoserisiko erhöhen können.

4. Magnesium:

- Magnesium spielt eine Rolle bei der Muskelfunktion und -entspannung. Eine Nahrungsergänzung mit Magnesium kann helfen, Muskelkrämpfe zu lindern und die Schlafqualität zu verbessern.

5. Kurkuma/Curcumin:

- Curcumin, der Wirkstoff in Kurkuma, hat entzündungshemmende Eigenschaften. Die Ergänzung mit Kurkuma oder Curcumin kann helfen, Entzündungen zu reduzieren und Schmerzen im Zusammenhang mit Polymyalgia Rheumatica zu lindern.

6. Ingwer:

- Ingwer enthält Verbindungen mit entzündungshemmenden und schmerzstillenden Eigenschaften. Ingwerpräparate oder Ingwertee können bei Personen mit Polymyalgia Rheumatica zur Linderung von Schmerzen und Entzündungen beitragen.

7. Probiotika:

- Probiotika unterstützen die Darmgesundheit und die Immunfunktion. Die Ergänzung mit Probiotika kann helfen, Entzündungen zu regulieren und die Symptome bei Autoimmunerkrankungen wie Polymyalgia rheumatica zu verbessern.

8. Coenzym Q10 (CoQ10):

- CoQ10 ist ein Antioxidans, das die zelluläre Energieproduktion unterstützt. Die Ergänzung mit CoQ10 kann dazu beitragen, oxidativen Stress zu reduzieren und die allgemeine Gesundheit zu unterstützen.

9. Glucosamin und Chondroitin:

- Glucosamin und Chondroitin werden häufig zur Unterstützung der Gelenkgesundheit eingesetzt und können für Personen mit Polymyalgia Rheumatica, die unter Gelenksteifheit und - beschwerden leiden, von Vorteil sein.

10. B-Vitamine: - B-Vitamine, einschließlich B6, B12 und Folsäure, spielen eine Rolle im Energiestoffwechsel und bei der Nervenfunktion. Die Ergänzung mit B-Vitaminen kann zur Unterstützung der allgemeinen Gesundheit und des Wohlbefindens beitragen.

Bevor Sie mit einer neuen Nahrungsergänzungskur beginnen, ist es wichtig, dass Sie Ihren Arzt konsultieren. Sie können Ihnen Ratschläge zu einer sicheren und angemessenen Nahrungsergänzung geben, basierend auf Ihren individuellen Gesundheitsbedürfnissen, Ihrer Krankengeschichte und den Medikamenten, die Sie möglicherweise einnehmen.

Ansätze der Integrativen Medizin

Integrative Medizin kombiniert konventionelle medizinische Behandlungen mit komplementären und alternativen Therapien, um die physischen, emotionalen und spirituellen Aspekte von Gesundheit und Wohlbefinden anzusprechen. Hier sind einige integrative medizinische Ansätze, die Menschen mit Polymyalgia rheumatica helfen können:

1. Akupunktur:

- Bei der Akupunktur werden dünne Nadeln an bestimmten Stellen des Körpers eingeführt, um den Energiefluss anzuregen und die Heilung zu fördern. Einige Menschen mit Polymyalgia Rheumatica empfinden Akupunktur als hilfreich, um Schmerzen zu lindern und die Beweglichkeit zu verbessern.

2. Massagetherapie:

- Eine Massagetherapie kann helfen, die Muskeln zu entspannen, Verspannungen abzubauen und die mit Polymyalgia Rheumatica verbundenen Schmerzen zu lindern. Es kann auch die Durchblutung verbessern und die allgemeine Entspannung fördern.

3. Achtsamkeitsbasierte Stressreduktion (MBSR):

- MBSR ist ein strukturiertes Programm, das Achtsamkeitsmeditation, sanftes Yoga und Körper-Geist-Übungen kombiniert, um Stress abzubauen und das allgemeine Wohlbefinden zu verbessern. Es kann für Menschen mit chronischen Schmerzzuständen wie Polymyalgia Rheumatica von Vorteil sein.

4. Tai Chi und Qigong:

- Tai Chi und Qigong sind sanfte Übungen für Körper und Geist, die langsame, fließende Bewegungen, tiefes Atmen und Meditation beinhalten. Diese Übungen können das Gleichgewicht, die Flexibilität sowie das allgemeine körperliche und geistige Wohlbefinden verbessern.

5. Kräutermedizin:

- Einige pflanzliche Heilmittel können entzündungshemmende oder schmerzstillende Eigenschaften haben, die herkömmliche Behandlungen für Polymyalgia Rheumatica ergänzen können. Es ist jedoch wichtig, vor der Verwendung pflanzlicher Nahrungsergänzungsmittel einen qualifizierten Kräuterkundler oder Gesundheitsdienstleister zu konsultieren.

6. Ernährungsansätze:

- Die Ernährung spielt eine entscheidende Rolle bei der Behandlung von entzündlichen Erkrankungen wie Polymyalgia Rheumatica. Integrative Mediziner empfehlen möglicherweise

Ernährungsumstellungen, einschließlich entzündungshemmender Lebensmittel, um die allgemeine Gesundheit zu unterstützen und Entzündungen zu reduzieren.

7. Techniken zur Stressreduzierung:

- Stressbewältigungstechniken wie Achtsamkeitsmeditation, tiefe Atemübungen und progressive Muskelentspannung können helfen, Stress abzubauen und die Entspannung zu fördern, was die Symptome von Polymyalgia Rheumatica lindern kann.

8. Änderungen des Lebensstils:

- Integrative Medizin legt Wert auf Änderungen des Lebensstils wie regelmäßige Bewegung, ausreichend Schlaf und gesunde Essgewohnheiten, um die allgemeine Gesundheit und das Wohlbefinden zu unterstützen. Diese Änderungen des Lebensstils können herkömmliche Behandlungen für Polymyalgia Rheumatica ergänzen.

9. Kollaborative Pflege:

- Integrative Medizin fördert die Zusammenarbeit zwischen konventionellen Gesundheitsdienstleistern und Komplementärmedizinern, um eine ganzheitliche und patientenzentrierte Versorgung zu gewährleisten. Dieser Ansatz stellt sicher, dass Personen mit Polymyalgia Rheumatica umfassende und personalisierte Behandlungspläne erhalten.

Integrative medizinische Ansätze können zusätzliche Unterstützung und Ressourcen für Menschen mit Polymyalgia rheumatica bieten. Es ist wichtig, mit einem Gesundheitsteam zusammenzuarbeiten, das sowohl konventionelle als auch integrative Ärzte umfasst, um einen maßgeschneiderten Behandlungsplan zu entwickeln, der auf Ihre individuellen Bedürfnisse und Vorlieben eingeht.

Pflanzliche Heilmittel und ihre Verwendung

Pflanzliche Heilmittel werden seit Jahrhunderten zur Linderung der Symptome verschiedener Gesundheitszustände eingesetzt, darunter auch entzündliche Erkrankungen wie Polymyalgia Rheumatica. Obwohl es nur begrenzt wissenschaftliche Belege für die Wirksamkeit pflanzlicher Heilmittel bei Polymyalgia rheumatica gibt, können einige Kräuter potenzielle Vorteile bieten. Hier sind einige häufig verwendete pflanzliche Heilmittel und ihre angeblichen Verwendungszwecke:

1. Teufelskralle (Harpagophytum procumbens):

- Die Teufelskralle stammt aus dem südlichen Afrika und hat entzündungshemmende Eigenschaften. Es wird häufig zur Linderung von Schmerzen und Entzündungen im Zusammenhang mit Arthritis und anderen entzündlichen Erkrankungen eingesetzt.

2. Boswellia (Boswellia serrata):

- Boswellia ist ein Harz, das aus dem Boswellia-Baum gewonnen wird und traditionell in der ayurvedischen Medizin wegen seiner entzündungshemmenden Eigenschaften verwendet wird. Es kann helfen, Entzündungen zu reduzieren und Gelenkschmerzen bei Erkrankungen wie Polymyalgia Rheumatica zu lindern.

3. Kurkuma (Curcuma longa):

- Kurkuma enthält Curcumin, eine Verbindung mit starken entzündungshemmenden und antioxidativen Eigenschaften. Es kann helfen, Entzündungen und Schmerzen im Zusammenhang mit Polymyalgia Rheumatica zu lindern, wenn es als Nahrungsergänzungsmittel eingenommen oder in die Ernährung integriert wird.

4. Ingwer (Zingiber officinale):

- Ingwer hat entzündungshemmende und schmerzstillende Eigenschaften und kann helfen, Schmerzen und Entzündungen im Zusammenhang mit entzündlichen Erkrankungen wie Polymyalgia

Rheumatica zu lindern. Es kann frisch, getrocknet oder als Ergänzung verzehrt werden.

5. Weidenrinde (Salix spp.):

- Weidenrinde enthält Salicin, eine Verbindung mit entzündungshemmenden und schmerzlindernden Eigenschaften ähnlich wie Aspirin. Es kann helfen, Schmerzen und Entzündungen bei Erkrankungen wie Polymyalgia Rheumatica zu lindern.

6. Brennnessel (Urtica dioica):

- Brennnessel hat entzündungshemmende Eigenschaften und kann helfen, Entzündungen und Schmerzen im Zusammenhang mit Arthritis und anderen entzündlichen Erkrankungen zu lindern. Es kann als Tee, Tinktur oder Nahrungsergänzungsmittel eingenommen werden.

7. Arnika (Arnica montana):

- Arnika wird häufig äußerlich als Creme oder Gel verwendet, um Schmerzen und Entzündungen im Zusammenhang mit Muskelzerrungen, Prellungen und Arthritis zu lindern. Es kann eine vorübergehende Linderung der Symptome von Polymyalgia rheumatica bewirken.

8. Capsaicin (Capsicum annum):

- Capsaicin, das aus Chilischoten gewonnen wird, hat schmerzstillende Eigenschaften und kann bei topischer Anwendung dazu beitragen, Schmerzen im Zusammenhang mit entzündlichen Erkrankungen wie Polymyalgia Rheumatica zu lindern.

Es ist wichtig zu beachten, dass pflanzliche Heilmittel zwar potenzielle Vorteile bei der Behandlung der Symptome von Polymyalgia rheumatica bieten können, sie jedoch mit Vorsicht und unter Anleitung eines medizinischen Fachpersonals angewendet werden sollten. Einige Kräuter können mit Medikamenten interagieren oder unerwünschte Wirkungen haben, insbesondere in hohen Dosen oder bei längerer Anwendung.

Bevor Sie pflanzliche Heilmittel anwenden, konsultieren Sie Ihren Arzt, um sicherzustellen, dass diese sicher und für Ihre individuellen Gesundheitsbedürfnisse und Ihre Krankengeschichte geeignet sind.

KAPITEL 9

AUFFLACKERN VERWALTEN UND FORTSCHRITTE VERFOLGEN

Die Bewältigung von Krankheitsschüben und die Verfolgung des Fortschritts sind wesentliche Aspekte einer wirksamen Behandlung von Polymyalgia Rheumatica. Hier sind einige Strategien, die Ihnen helfen, mit Schüben umzugehen und Ihre Fortschritte zu überwachen:

1. Frühwarnzeichen erkennen:

- Lernen Sie, die Frühwarnzeichen eines Schubs zu erkennen, wie z. B. verstärkte Schmerzen, Steifheit, Müdigkeit oder Schwellung. Achten Sie auf die Signale Ihres Körpers und handeln Sie zeitnah.

2. Ruhen Sie sich aus und geben Sie Ihr Tempo ein:

- Legen Sie während eines Krankheitsschubs Ruhe in den Vordergrund und vermeiden Sie Überanstrengung. Passen Sie den Tag über an und gleichen Sie Aktivität mit Ruhephasen ab, um eine Verschlimmerung der Symptome zu verhindern.

3. Nutzen Sie eine Wärme- oder Kältetherapie:

- Tragen Sie Wärme- oder Kältepackungen auf die betroffenen Gelenke auf, um Schmerzen und Entzündungen bei Schüben zu lindern. Experimentieren Sie mit Wärme- und Kältetherapie, um herauszufinden, welche die größte Linderung bringt.

4. Medikamentenmanagement:

- Stellen Sie sicher, dass Sie die verschriebenen Medikamente gemäß den Anweisungen Ihres Arztes einnehmen, insbesondere bei Krankheitsschüben. Befolgen Sie Ihren Behandlungsplan genau und zögern Sie nicht, Ihren Arzt zu kontaktieren, wenn sich Ihre Symptome verschlimmern.

5. Sanfte Übung:

- Machen Sie sanfte Übungen mit geringer Belastung wie Gehen, Schwimmen oder sanftes Yoga, um die Beweglichkeit und Flexibilität bei Krankheitsschüben aufrechtzuerhalten. Vermeiden Sie anstrengende Aktivitäten, die die Symptome verschlimmern können.

6. Stressmanagement:

- Üben Sie Techniken zur Stressreduzierung wie tiefes Atmen, Meditation oder Achtsamkeit, um den Stresspegel während der Anfälle zu bewältigen. Stress kann die Symptome verschlimmern, daher ist die Priorisierung der Stressbewältigung von entscheidender Bedeutung.

7. Überwachen Sie die Symptome:

- Führen Sie ein Symptomtagebuch, um Ihre Symptome zu verfolgen, einschließlich Schmerzniveau, Steifheit, Müdigkeit und alle anderen Veränderungen, die Sie bemerken. Dies kann Ihnen helfen, Muster und Auslöser für Schübe zu erkennen.

8. Kommunizieren Sie mit Ihrem Gesundheitsteam:

- Bleiben Sie in regelmäßigem Kontakt mit Ihrem Arzt und dem Rheumatologenteam, insbesondere bei Krankheitsschüben. Seien Sie proaktiv bei der Meldung von Veränderungen der Symptome und besprechen Sie Behandlungsanpassungen.

9. Folgen Sie einem gesunden Lebensstil:

- Behalten Sie einen gesunden Lebensstil bei, indem Sie sich ausgewogen ernähren, regelmäßig Sport treiben, ausreichend Flüssigkeit zu sich nehmen und dem Schlaf Priorität einräumen. Ein gesunder Lebensstil kann das allgemeine Wohlbefinden unterstützen und die Häufigkeit und Schwere von Schüben verringern.

10. Fortschritt verfolgen: - Verwenden Sie objektive Messgrößen, um Ihre Fortschritte im Laufe der Zeit zu verfolgen, z. B. Gelenkbeweglichkeit, Schmerzniveau, Medikamenteneinnahme und Funktionsfähigkeit. Dies kann Ihnen und Ihrem Arzt dabei helfen, die Wirksamkeit Ihres Behandlungsplans zu beurteilen und bei Bedarf Anpassungen vorzunehmen.

Durch die Umsetzung dieser Strategien können Sie Schübe effektiv behandeln und Ihre Fortschritte bei der Behandlung von Polymyalgia Rheumatica verfolgen. Denken Sie daran, der Selbstfürsorge Priorität einzuräumen und bei Bedarf Unterstützung von Ihrem Gesundheitsteam einzuholen.

Schübe erkennen und bewältigen

Schübe sind Phasen erhöhter Krankheitsaktivität, die bei Personen mit Polymyalgia rheumatica durch eine Verschlechterung der Symptome wie Schmerzen, Steifheit, Müdigkeit und Entzündung gekennzeichnet sind. So können Sie Schübe effektiv erkennen und behandeln:

1. Frühwarnzeichen erkennen:

- Achten Sie auf Frühwarnzeichen eines Schubes, wie z. B. verstärkte Gelenkschmerzen, Steifheit, Müdigkeit oder Schwellung. Wenn Sie lernen, diese Anzeichen zu erkennen, können Sie schnell eingreifen und sie behandeln.

2. Symptome verfolgen:

- Führen Sie ein Symptomtagebuch, um Veränderungen der Symptome im Laufe der Zeit zu verfolgen. Beachten Sie die Schwere und Dauer der Symptome während der Schübe sowie mögliche Auslöser oder Muster.

3. Ruhen Sie sich aus und geben Sie Ihr Tempo ein:

- Legen Sie während eines Krankheitsschubs Ruhe in den Vordergrund und vermeiden Sie Überanstrengung. Passen Sie den

Tag über an und gleichen Sie Aktivität mit Ruhephasen ab, um eine Verschlimmerung der Symptome zu verhindern.

4. Nutzen Sie eine Wärme- oder Kältetherapie:

- Tragen Sie Wärmepackungen oder Kältekompressen auf die betroffenen Gelenke auf, um Schmerzen und Entzündungen bei Schüben zu lindern. Experimentieren Sie mit Wärme- und Kältetherapie, um herauszufinden, welche die größte Linderung bringt.

5. Medikamentenmanagement:

- Stellen Sie sicher, dass Sie die verschriebenen Medikamente gemäß den Anweisungen Ihres Arztes einnehmen, insbesondere bei Krankheitsschüben. Befolgen Sie Ihren Behandlungsplan genau und zögern Sie nicht, Ihren Arzt zu kontaktieren, wenn sich Ihre Symptome verschlimmern.

6. Machen Sie sanfte Übungen:

- Nehmen Sie an sanften, schonenden Übungen wie Gehen, Schwimmen oder sanften Dehnübungen teil, um die Beweglichkeit und Flexibilität der Gelenke bei Krankheitsschüben aufrechtzuerhalten. Vermeiden Sie anstrengende Aktivitäten, die die Symptome verschlimmern können.

7. Stressmanagement:

- Üben Sie Techniken zur Stressreduzierung wie tiefes Atmen, Meditation oder Entspannungsübungen, um den Stresspegel während eines Krankheitsschubs zu bewältigen. Stress kann die Symptome verschlimmern, daher ist es wichtig, der Stressbewältigung Priorität einzuräumen.

8. Pflegen Sie einen gesunden Lebensstil:

- Achten Sie auf eine ausgewogene Ernährung, treiben Sie regelmäßig Sport, halten Sie ausreichend Flüssigkeit zu sich und legen Sie Wert auf ausreichend Schlaf, um das allgemeine

Wohlbefinden zu unterstützen und die Schwere von Schüben zu reduzieren.

9. Kommunizieren Sie mit Ihrem Gesundheitsteam:

- Bleiben Sie in regelmäßigem Kontakt mit Ihrem Arzt und dem Rheumatologenteam, insbesondere bei Krankheitsschüben. Melden Sie Veränderungen der Symptome umgehend und passen Sie gemeinsam Ihren Behandlungsplan bei Bedarf an.

10. Fortschritt überwachen: - Behalten Sie Ihre Symptome und das Ansprechen auf die Behandlung während der Krankheitsschübe im Auge. Beachten Sie alle Verbesserungen oder Veränderungen der Symptome im Laufe der Zeit, um zukünftige Behandlungsstrategien zu steuern.

Indem Sie Frühwarnzeichen erkennen, geeignete Managementstrategien umsetzen und effektiv mit Ihrem Gesundheitsteam kommunizieren, können Sie die Auswirkungen von Schüben bei Polymyalgia Rheumatica effektiv bewältigen und minimieren.

Führen eines Ernährungs- und Symptomtagebuchs

Das Führen eines Ernährungs- und Symptomtagebuchs kann für Personen mit Polymyalgia rheumatica ein wertvolles Hilfsmittel sein, um potenzielle Auslöser zu identifizieren, Symptommuster zu verfolgen und fundierte Ernährungsentscheidungen zu treffen. So erstellen und führen Sie effektiv ein Ernährungs- und Symptomtagebuch:

1. Wählen Sie ein Format:

- Entscheiden Sie, ob Sie ein physisches Tagebuch, eine digitale App oder eine Tabellenkalkulation bevorzugen, um Ihre Nahrungsaufnahme und Symptome zu verfolgen. Wählen Sie ein Format, das für Sie praktisch und einfach ist und Sie es regelmäßig verwenden können.

2. Nahrungsaufnahme aufzeichnen:

- Notieren Sie alles, was Sie im Laufe des Tages essen und trinken, einschließlich Portionsgrößen und Zutaten. Seien Sie so detailliert wie möglich, einschließlich Snacks, Getränke und Gewürze.

3. Beachten Sie die Symptommuster:

- Dokumentieren Sie alle bei Ihnen auftretenden Symptome wie Gelenkschmerzen, Steifheit, Müdigkeit oder Entzündungen. Beachten Sie die Schwere, Dauer und den Zeitpunkt der Symptome sowie alle Faktoren, die möglicherweise zu den Schüben beigetragen haben.

4. Identifizieren Sie mögliche Auslöser:

- Suchen Sie nach Mustern oder Zusammenhängen zwischen Ihren Ernährungsgewohnheiten und dem Aufflammen Ihrer Symptome. Achten Sie auf bestimmte Lebensmittel, Lebensmittelgruppen, Zutaten oder Essgewohnheiten, die die Symptome zu verschlimmern oder zu lindern scheinen.

5. Seien Sie konsequent:

- Machen Sie es sich zur Gewohnheit, Ihre Nahrungsaufnahme und Symptome regelmäßig zu protokollieren, idealerweise direkt nach den Mahlzeiten oder wenn Symptome auftreten. Konsistenz ist der Schlüssel zum Erkennen von Trends und zum Herstellen sinnvoller Verbindungen.

6. Beziehen Sie weitere Faktoren ein:

- Erwägen Sie die Einbeziehung anderer Faktoren, die die Symptome beeinflussen können, wie etwa Stresslevel, Schlafqualität, Medikamenteneinnahme und körperliche Aktivität. Diese zusätzlichen Erkenntnisse können zu einem umfassenderen Verständnis Ihrer Erkrankung führen.

7. Überprüfen und analysieren:

- Überprüfen Sie regelmäßig Ihr Ernährungs- und Symptomtagebuch, um Trends, Auslöser und Muster zu erkennen. Suchen Sie nach Zusammenhängen zwischen bestimmten Lebensmitteln oder Ernährungsgewohnheiten und der Schwere der Symptome.

8. Treffen Sie fundierte Entscheidungen:

- Nutzen Sie die Informationen aus Ihrem Ernährungs- und Symptomtagebuch, um fundierte Ernährungsentscheidungen zu treffen. Experimentieren Sie mit der Eliminierung oder Wiedereinführung potenziell auslösender Lebensmittel und beobachten Sie, wie sie sich auf Ihre Symptome auswirken.

9. Konsultieren Sie den Gesundheitsdienstleister:

- Teilen Sie Ihr Ernährungs- und Symptomtagebuch mit Ihrem Arzt oder einem registrierten Ernährungsberater. Sie können Ihnen dabei helfen, die Daten zu interpretieren, potenzielle Auslöser zu identifizieren und personalisierte Ernährungsempfehlungen auszusprechen.

10. Bleiben Sie flexibel: - Seien Sie offen dafür, Ihre Ernährung und Ihren Lebensstil auf der Grundlage der Erkenntnisse aus Ihrem Ernährungs- und Symptomtagebuch anzupassen. Erkennen Sie, dass die individuellen Reaktionen auf Lebensmittel und Ernährungsfaktoren unterschiedlich sein können, und seien Sie bereit, mit unterschiedlichen Ansätzen zu experimentieren.

Durch das Führen eines Ernährungs- und Symptomtagebuchs können Sie wertvolle Erkenntnisse über den Zusammenhang zwischen Ihrer Ernährung und den Symptomen von Polymyalgia Rheumatica gewinnen. Mithilfe dieser Informationen können Sie fundierte Entscheidungen treffen, um Ihre Erkrankung effektiv zu behandeln.

Hier ist ein Link zu einer herunterladbaren Vorlage für ein Lebensmittel- und Symptomtagebuch, mit der Sie Ihre Nahrungsaufnahme und die Symptome von Polymyalgia Rheumatica verfolgen können:

- **Ernährungs- und Symptomjournal PDF**: https://www.printableplanners.net/download/food-diary-and-symptom-tracker

Sie können dieses Tagebuch herunterladen und ausdrucken, um zu überwachen, wie sich verschiedene Lebensmittel auf Ihre Symptome auswirken, und um Ihre Fortschritte im Laufe der Zeit zu verfolgen.

Passen Sie Ihre Ernährung im Laufe der Zeit an

Bei der Behandlung von Polymyalgia Rheumatica ist es wichtig zu bedenken, dass sich Ernährungsbedürfnisse und Symptomauslöser im Laufe der Zeit ändern können. Eine entsprechende Anpassung Ihrer Ernährung kann dazu beitragen, die Symptombehandlung zu optimieren und die allgemeine Gesundheit zu unterstützen. Hier sind einige Tipps, wie Sie Ihre Ernährung im Laufe der Zeit anpassen können:

1. Überprüfen Sie regelmäßig Ihre Ernährung:

- Bewerten Sie regelmäßig Ihre Ernährungsgewohnheiten und Symptommuster, um etwaige Veränderungen oder Trends zu erkennen. Behalten Sie Ihre Nahrungsaufnahme und Ihre Symptome im Auge, indem Sie ein Ernährungs- und Symptomtagebuch führen, um Sie bei der Anpassung Ihrer Ernährung zu unterstützen.

2. Experimentieren Sie mit Eliminationsdiäten:

- Erwägen Sie die Einführung kurzfristiger Eliminationsdiäten, um mögliche auslösende Nahrungsmittel oder Nahrungsmittelunverträglichkeiten zu identifizieren. Vermeiden Sie häufig entzündungsfördernde Lebensmittel wie verarbeitete

Lebensmittel, raffinierten Zucker und Transfette und führen Sie diese nach und nach wieder ein und achten Sie dabei auf die Symptome.

3. Konzentrieren Sie sich auf Vollwertkost:

- Betonen Sie in Ihrer Ernährung vollwertige, nährstoffreiche Lebensmittel, darunter Obst, Gemüse, Vollkornprodukte, mageres Eiweiß und gesunde Fette. Diese Lebensmittel liefern essentielle Nährstoffe und Antioxidantien, die die allgemeine Gesundheit unterstützen und dabei helfen können, Entzündungen zu reduzieren.

4. Fügen Sie entzündungshemmende Lebensmittel hinzu:

- Integrieren Sie eine Vielzahl entzündungshemmender Lebensmittel in Ihre Ernährung, wie zum Beispiel fetten Fisch (z. B. Lachs, Makrele), Blattgemüse, Beeren, Nüsse, Samen und Olivenöl. Diese Lebensmittel enthalten Verbindungen, die helfen können, Entzündungen zu reduzieren und Symptome zu lindern.

5. Überwachen Sie die Portionsgrößen:

- Achten Sie auf die Portionsgrößen und vermeiden Sie übermäßiges Essen, da Übergewicht die Symptome einer Polymyalgia Rheumatica verschlimmern kann. Üben Sie achtsames Essen und hören Sie auf die Hunger- und Sättigungssignale Ihres Körpers.

6. Bleiben Sie hydriert:

- Trinken Sie den ganzen Tag über viel Wasser, um hydriert zu bleiben und die allgemeine Gesundheit zu unterstützen. Begrenzen Sie zuckerhaltige Getränke und übermäßiges Koffein, da diese zu Entzündungen und Austrocknung beitragen können.

7. Holen Sie sich professionelle Beratung:

- Wenden Sie sich an einen registrierten Ernährungsberater oder Ernährungsberater, um individuelle Ernährungsempfehlungen zu erhalten, die auf Ihre individuellen Bedürfnisse und Vorlieben zugeschnitten sind. Sie können Ihnen dabei helfen, einen ausgewogenen Ernährungsplan zu entwickeln, der Ihren Ernährungsbedürfnissen entspricht und gleichzeitig die Symptome der Polymyalgia Rheumatica in den Griff bekommt.

8. Seien Sie geduldig und flexibel:

- Seien Sie sich darüber im Klaren, dass es einige Zeit dauern kann, bis eine Ernährungsumstellung spürbare Ergebnisse liefert, und seien Sie geduldig mit sich selbst, wenn Sie mit verschiedenen Ansätzen experimentieren. Bleiben Sie flexibel und bereit, Ihre Ernährung an Ihre sich ändernden Bedürfnisse und Symptomreaktionen anzupassen.

9. Konzentrieren Sie sich auf das allgemeine Wohlbefinden: - Denken Sie daran, dass die Ernährung nur ein Aspekt bei der Behandlung von Polymyalgia rheumatica ist. Priorisieren Sie andere Lebensstilfaktoren wie regelmäßige Bewegung, Stressbewältigung, ausreichend Schlaf und soziale Unterstützung, um das allgemeine Wohlbefinden und die Symptombehandlung zu unterstützen.

Indem Sie Ihre Ernährung regelmäßig bewerten, mit verschiedenen Ansätzen experimentieren und bei Bedarf professionellen Rat einholen, können Sie Ihre Ernährung im Laufe der Zeit anpassen, um Polymyalgia rheumatica besser zu bewältigen und Ihre allgemeine Gesundheit und Ihr Wohlbefinden zu unterstützen.

KAPITEL 10

GESCHICHTEN UND ERFAHRUNGSBERICHTE AUS DEM WIRKLICHEN LEBEN

Von anderen zu hören, die Polymyalgia Rheumatica durch Ernährungs- und Lebensstiländerungen erfolgreich in den Griff bekommen haben, kann Inspiration, Motivation und praktische Erkenntnisse liefern. Hier sind einige Geschichten und Erfahrungsberichte aus dem wirklichen Leben von Personen, die diese Reise mitgemacht haben:

1. Jane's Journey: Eine entzündungshemmende Diät einführen

Bei Jane, einer 58-jährigen Rentnerin, wurde vor drei Jahren Polymyalgia Rheumatica diagnostiziert. Die Diagnose überwältigte sie zunächst, doch sie kämpfte mit chronischen Schmerzen und Steifheit, die ihr tägliches Leben beeinträchtigten. Nach umfangreichen Recherchen entschied sich Jane für eine entzündungshemmende Diät, um ihre Symptome in den Griff zu bekommen.

Janes Geschichte: „Ich suchte verzweifelt nach Linderung von den ständigen Schmerzen und der Müdigkeit. Nachdem ich über die Vorteile einer entzündungshemmenden Diät gelesen hatte, beschloss ich, es auszuprobieren. Ich begann damit, verarbeitete Lebensmittel, zuckerhaltige Snacks und rotes Fleisch aus meiner Ernährung zu streichen. Stattdessen konzentrierte ich mich darauf, mehr Obst, Gemüse, Vollkornprodukte und fetten Fisch wie Lachs zu essen. Innerhalb weniger Wochen bemerkte ich eine deutliche Verringerung meiner Schmerzen und meiner allgemeinen Entzündung.

Zusätzlich zur Umstellung meiner Ernährung begann ich mit Yoga und Achtsamkeitsmeditation, was mir half, mit Stress umzugehen und mein allgemeines Wohlbefinden zu verbessern. Heute habe ich das Gefühl, meine Erkrankung besser im Griff zu haben, und genieße eine bessere Lebensqualität. Mein Rat an andere ist, geduldig und beharrlich zu sein. Es braucht Zeit, bis Ernährungsumstellungen Wirkung zeigen, aber sie können einen großen Unterschied machen."

2. Marks Erfahrung: Linderung durch natürliche Nahrungsergänzungsmittel finden

Mark, ein 65-jähriger Ingenieur, kämpfte mit den Nebenwirkungen herkömmlicher Medikamente, die ihm gegen Polymyalgia rheumatica verschrieben wurden. Auf der Suche nach alternativen Lösungen erkundete er natürliche Nahrungsergänzungsmittel und integrative Medizinansätze.

Marks Geschichte: „Die Medikamente, die ich einnahm, verursachten erhebliche Nebenwirkungen und ich wollte einen natürlicheren Weg finden, meine Symptome in den Griff zu bekommen. Nach Rücksprache mit einem Heilpraktiker begann ich mit der Einnahme von Nahrungsergänzungsmitteln wie Kurkuma, Omega-3-Fettsäuren und Boswellia. Diese Nahrungsergänzungsmittel, In Kombination mit einer ausgewogenen Ernährung, die reich an entzündungshemmenden Lebensmitteln ist, konnte ich meine Abhängigkeit von verschreibungspflichtigen Medikamenten reduzieren.

Außerdem habe ich regelmäßige Akupunktursitzungen in meinen Behandlungsplan integriert, was für zusätzliche Schmerzlinderung sorgte und mein allgemeines Wohlbefinden verbesserte. Es war eine Reise, aber ich habe eine Kombination aus natürlichen Therapien und Ernährungsumstellungen gefunden, die für mich funktioniert. Ich ermutige andere, verschiedene Optionen zu erkunden und herauszufinden, was für ihre individuelle Situation am besten geeignet ist."

3. Lindas Erfolg: Die Kraft eines Ernährungs- und Symptomjournals

Linda, eine 52-jährige Lehrerin, stellte fest, dass das Führen eines detaillierten Ernährungs- und Symptomtagebuchs der Schlüssel zur Bewältigung ihrer Polymyalgia rheumatica war. Dieser Ansatz half ihr, spezifische Nahrungsmittelauslöser zu identifizieren und fundierte Ernährungsentscheidungen zu treffen.

Lindas Geschichte: „Das Führen eines Ernährungs- und Symptomtagebuchs hat für mich den entscheidenden Unterschied gemacht. Indem ich alles, was ich aß, dokumentierte und meine Symptome täglich verfolgte, entdeckte ich, dass bestimmte Lebensmittel, wie Milchprodukte und Gluten, Anfälle auszulösen schienen. Mit diesem Wissen war ich es." Ich konnte diese Lebensmittel aus meiner Ernährung streichen und meine Schmerzen und Steifheit deutlich reduzieren.

Das Tagebuch hat mir auch dabei geholfen, Verantwortung zu übernehmen und gesündere Lebensmittel zu wählen. Die positiven Auswirkungen dieser Veränderungen zu sehen, motivierte mich, dabei zu bleiben. Ich empfehle diesen Ansatz jedem, der mit Polymyalgia Rheumatica zu kämpfen hat – er hilft zu verstehen, wie sich Ihre Ernährung auf Ihre Symptome auswirkt."

4. Sams Transformation: Ganzheitliche Änderungen des Lebensstils

Sam, ein 60-jähriger Künstler, verfolgte einen ganzheitlichen Ansatz zur Behandlung seiner Polymyalgia rheumatica. Durch die Kombination von Ernährungsumstellungen mit körperlicher Aktivität und Techniken zur Stressreduzierung erzielte er deutliche Verbesserungen seines Zustands.

Sams Geschichte: „Ich wusste, dass ich einen umfassenden Ansatz zur Behandlung meiner Polymyalgia rheumatica wählen musste. Ich begann mit einer Ernährungsumstellung, konzentrierte mich auf entzündungshemmende Lebensmittel und vermied verarbeitete Lebensmittel. Außerdem begann ich, regelmäßig Sport zu treiben und Aktivitäten wie Schwimmen und Tai Chi zu integrieren, die sanft waren." an meinen Gelenken.

Ein weiterer entscheidender Aspekt war die Stressbewältigung. Ich fing an, Achtsamkeitsmeditation und Atemübungen zu praktizieren, was mir half, ruhig und zentriert zu bleiben. Mit der Zeit führten diese gemeinsamen Anstrengungen zu einer spürbaren Linderung meiner Symptome. Mein Energieniveau verbesserte sich und ich hatte mehr Kontrolle über mein Leben. Mein Rat an andere ist, einen ganzheitlichen Ansatz zu verfolgen und nachhaltige Veränderungen vorzunehmen, die die allgemeine Gesundheit und das Wohlbefinden unterstützen."

Diese Geschichten aus dem wirklichen Leben zeigen die potenziellen Vorteile von Ernährungs- und Lebensstiländerungen bei der Behandlung von Polymyalgia rheumatica. Auch wenn die individuellen Erfahrungen unterschiedlich sein können, bieten diese Erfahrungsberichte Hoffnung und praktische Strategien für andere, die sich auf einer ähnlichen Reise befinden.

Fallstudien zum Erfolg

Fallstudien bieten einen detaillierten und strukturierten Blick darauf, wie Einzelpersonen Polymyalgia Rheumatica durch Ernährung, Änderungen des Lebensstils und andere Interventionen erfolgreich behandelt haben. Diese Beispiele können wertvolle Erkenntnisse und Strategien bieten, die andere möglicherweise nützlich finden.

Fallstudie 1: Emilys entzündungshemmende Diät und Trainingsroutine

Hintergrund: Bei Emily, einer 62-jährigen Krankenschwester im Ruhestand, wurde vor zwei Jahren Polymyalgia Rheumatica diagnostiziert. Sie litt unter starker Morgensteifheit, Gelenkschmerzen und Müdigkeit, was ihre täglichen Aktivitäten erheblich beeinträchtigte.

Intervention: Emily beschloss, eine entzündungshemmende Diät einzuführen und regelmäßige Bewegung in ihren Alltag zu integrieren. Sie beriet sich mit einem Ernährungsberater und entwickelte einen Speiseplan, der reich an entzündungshemmenden Lebensmitteln wie Blattgemüse, Beeren, Nüssen, Samen und fettem Fisch ist. Außerdem strich sie verarbeitete Lebensmittel, raffinierten Zucker und rotes Fleisch aus ihrer Ernährung.

Übungsroutine: Emily begann mit einem sanften Trainingsprogramm, das tägliche Spaziergänge, Dehnübungen und zweimal wöchentlich

Schwimmeinheiten umfasste. Sie praktizierte außerdem Yoga und Tai Chi, um ihre Flexibilität zu verbessern und Stress abzubauen.

Ergebnis: Innerhalb von drei Monaten bemerkte Emily eine deutliche Verringerung der Morgensteifheit und der Gelenkschmerzen. Ihr Energieniveau verbesserte sich und sie konnte viele ihrer täglichen Aktivitäten wieder aufnehmen. Emilys regelmäßige Trainingsroutine half ihr auch dabei, ein gesundes Gewicht zu halten, was die Belastung ihrer Gelenke weiter linderte.

Abschluss: Emilys Fallstudie unterstreicht die Bedeutung eines umfassenden Ansatzes zur Behandlung von Polymyalgia Rheumatica. Die Kombination einer entzündungshemmenden Diät mit regelmäßiger Bewegung und Techniken zur Stressbewältigung kann zu einer deutlichen Verbesserung der Symptome und der Lebensqualität führen.

Fallstudie 2: Johns Verwendung natürlicher Nahrungsergänzungsmittel und integrativer Therapien

Hintergrund: John, ein 58-jähriger Schulleiter, litt unter schwächenden Symptomen der Polymyalgia Rheumatica, darunter starke Muskelschmerzen und Müdigkeit. Er wurde zunächst mit Kortikosteroiden behandelt, doch die Nebenwirkungen veranlassten ihn, nach alternativen Therapien zu suchen.

Intervention: John konsultierte einen naturheilkundlichen Arzt, der eine Kur mit natürlichen Nahrungsergänzungsmitteln empfahl, darunter Omega-3-Fettsäuren, Kurkuma (Curcumin) und Vitamin D. Er nahm auch entzündungshemmende Lebensmittel in seine Ernährung auf und eliminierte potenzielle Auslöser wie Gluten und Milchprodukte.

Integrative Therapien: Zusätzlich zu den Ernährungsumstellungen begann John mit regelmäßigen Akupunktursitzungen und chiropraktischen Anpassungen, um Schmerzen zu lindern und die Mobilität zu verbessern. Außerdem praktizierte er Achtsamkeitsmeditation, um Stress abzubauen und sein geistiges Wohlbefinden zu verbessern.

Ergebnis: Nach sechs Monaten stellte John eine deutliche Verbesserung seiner Symptome fest. Seine Muskelschmerzen und Müdigkeit wurden deutlich reduziert und er konnte unter Aufsicht seines Arztes seine Kortikosteroiddosis senken. Johns allgemeine Lebensqualität verbesserte sich und er hatte das Gefühl, seinen Zustand besser unter Kontrolle zu haben.

Abschluss: Johns Fallstudie zeigt die potenziellen Vorteile der Kombination natürlicher Nahrungsergänzungsmittel, Ernährungsumstellungen und integrativer Therapien bei der Behandlung von Polymyalgia Rheumatica. Dieser ganzheitliche Ansatz kann dazu beitragen, die Abhängigkeit von herkömmlichen Medikamenten zu verringern und das allgemeine Wohlbefinden zu verbessern.

Fallstudie 3: Sarahs umfassende Überarbeitung ihres Lebensstils

Hintergrund: Sarah, eine 55-jährige Grafikdesignerin, kämpfte mehrere Jahre lang mit Polymyalgia Rheumatica. Trotz der Medikamente litt sie weiterhin unter häufigen Krankheitsschüben und chronischer Müdigkeit.

Intervention: Sarah beschloss, ihren Lebensstil umfassend zu überarbeiten. Sie arbeitete mit einem registrierten Ernährungsberater zusammen, um einen personalisierten entzündungshemmenden Ernährungsplan zu erstellen, und begann, ihre Nahrungsaufnahme und Symptome in einem Tagebuch zu protokollieren.

Ernährungsumstellung: Sarahs Ernährung konzentrierte sich auf Vollwertkost, darunter eine Vielzahl von Früchten, Gemüse, magerem Eiweiß und gesunden Fetten. Sie vermied verarbeitete Lebensmittel, Zucker und Transfette. Sarah erhöhte auch ihre Aufnahme von Omega-3-reichen Lebensmitteln wie Leinsamen und Walnüssen.

Anpassungen des Lebensstils: Sarah hat regelmäßige körperliche Aktivität in ihren Tagesablauf integriert, darunter tägliche Spaziergänge, Krafttraining und Pilates. Außerdem legte sie großen Wert auf die Stressbewältigung durch Yoga, Meditation und regelmäßige Massagen.

Ergebnis: Im Laufe eines Jahres besserten sich Sarahs Symptome allmählich. Sie erlebte weniger Schübe, weniger Schmerzen und ein höheres Energieniveau. Ihr ganzheitlicher Ansatz half nicht nur bei der Behandlung ihrer Polymyalgia Rheumatica, sondern verbesserte auch ihre allgemeine Gesundheit und ihr Wohlbefinden.

Abschluss: Sarahs Fallstudie veranschaulicht die Wirksamkeit eines vielschichtigen Ansatzes zur Behandlung von Polymyalgia Rheumatica. Die Kombination von Ernährungsumstellungen, regelmäßiger Bewegung und Stressbewältigung kann zu einer deutlichen Verbesserung der Symptome führen und die allgemeine Lebensqualität verbessern.

Diese Fallstudien beleuchten verschiedene Strategien und Interventionen, die sich bei Personen mit Polymyalgia Rheumatica als erfolgreich erwiesen haben. Durch die Anpassung der Ansätze an ihre individuellen Bedürfnisse und die enge Zusammenarbeit mit medizinischem Fachpersonal können Einzelpersonen wirksame Wege finden, ihre Symptome zu kontrollieren und ihre Lebensqualität zu verbessern.

Persönliche Berichte über Auswirkungen auf die Ernährung

Das Verständnis, wie sich die Ernährung auf die Symptome von Polymyalgia Rheumatica auswirken kann, lässt sich oft am besten anhand persönlicher Berichte veranschaulichen. Diese Geschichten liefern Beispiele aus der Praxis, wie sich Ernährungsumstellungen positiv auf Menschen mit dieser Erkrankung ausgewirkt haben. Hier sind einige persönliche Berichte über die Auswirkungen auf die Ernährung:

1. Rachels Erfahrung: Die Kraft des Verzichts auf verarbeitete Lebensmittel

Hintergrund: Rachel, eine 60-jährige Großmutter, lebte seit fünf Jahren mit Polymyalgia rheumatica. Trotz herkömmlicher Behandlungen kämpfte sie immer noch mit anhaltenden Gelenkschmerzen und Steifheit, insbesondere morgens.

Rachels Konto: „Ich hatte so viel über die potenziellen Vorteile einer Diät bei der Behandlung von Autoimmunerkrankungen gelesen, also beschloss ich, mir genauer anzusehen, was ich esse. Die erste große Änderung, die ich vornahm, war, verarbeitete Lebensmittel aus meiner Ernährung zu streichen. Ich begann, mehr zu kochen." Zuhause mit frischen, vollwertigen Zutaten.

Innerhalb weniger Wochen bemerkte ich eine deutliche Verringerung meiner Morgensteifheit. Meine Schmerzen waren besser beherrschbar und ich fühlte mich den ganzen Tag über energiegeladener. Der Unterschied war so spürbar, dass sogar meine Familie kommentierte, wie viel besser ich aussah. Der Verzicht auf verarbeitete Lebensmittel hat für mich den entscheidenden Unterschied gemacht.

2. Davids Geschichte: Erfolg mit einer pflanzlichen Ernährung

Hintergrund: David, ein 55-jähriger Buchhalter, hatte seit drei Jahren mit den schwächenden Symptomen der Polymyalgia Rheumatica zu kämpfen. Er war frustriert über die Nebenwirkungen seiner Medikamente und suchte nach alternativen Möglichkeiten, seine Erkrankung in den Griff zu bekommen.

Davids Konto: „Ich habe mich entschieden, auf eine pflanzliche Ernährung umzusteigen, nachdem ich über deren entzündungshemmende Wirkung gelesen hatte. Anfangs war es eine Herausforderung, auf Fleisch und Milchprodukte zu verzichten, aber ich wollte unbedingt herausfinden, ob es bei meinen Symptomen helfen könnte."

Ich konzentrierte mich darauf, eine Vielzahl von Gemüse, Obst, Hülsenfrüchten, Nüssen und Samen zu essen. Ich habe auch Vollkornprodukte wie Quinoa und braunen Reis hinzugefügt. Nach etwa zwei Monaten bemerkte ich Verbesserungen. Meine Gelenkschmerzen gingen deutlich zurück und ich hatte mehr Energie, um meinen Arbeitstag zu überstehen. Die pflanzliche Ernährung hat nicht nur bei meiner Polymyalgia Rheumatica geholfen, sondern auch meinen allgemeinen Gesundheitszustand verbessert."

3. Lisas Reise: Die Vorteile entzündungshemmender Superfoods

Hintergrund: Bei Lisa, einer 48-jährigen Fitnesstrainerin, wurde letztes Jahr Polymyalgia Rheumatica diagnostiziert. Aufgrund ihres aktiven Lebensstils war sie besonders bestrebt, Wege zu finden, Entzündungen auf natürliche Weise zu reduzieren.

Lisas Konto: „Ich war bereits sehr gesundheitsbewusst, aber ich beschloss, noch einen Schritt weiter zu gehen und mehr entzündungshemmende Superfoods in meine Ernährung aufzunehmen. Ich fing an, Kurkuma und Ingwer zu meinen Smoothies und Mahlzeiten hinzuzufügen und achtete darauf, reichlich Beeren zu essen.", Blattgemüse und fetter Fisch wie Lachs.

Die Wirkung war allmählich, aber spürbar. Im Laufe einiger Monate wurden meine Schübe seltener und die Schmerzen waren erträglicher. Ich hatte auch das Gefühl, dass sich meine Erholungszeiten nach dem Training verbesserten. Die Zugabe dieser Superfoods war unglaublich hilfreich bei der Linderung meiner Symptome und der Aufrechterhaltung meines aktiven Lebensstils."

4. Michaels Übergang: Von der zuckerreichen Ernährung zur Vollwertkost

Hintergrund: Michael, ein 65-jähriger pensionierter Lehrer, kämpfte mit Polymyalgia rheumatica und ernährte sich reich an Zucker und raffinierten Kohlenhydraten. Seine Symptome waren schwerwiegend und er wollte unbedingt eine Ernährungsumstellung ausprobieren, um Linderung zu finden.

Michaels Konto: „Meine Ernährung war nicht die gesündeste – viele zuckerhaltige Snacks und raffinierte Kohlenhydrate. Ich wusste, dass ich etwas ändern musste, also begann ich damit, zuckerhaltige Getränke und Snacks wegzulassen und sie durch Vollwertkost wie Obst, Nüsse und Vollkornprodukte zu ersetzen .

Der Unterschied war unglaublich. Innerhalb weniger Wochen stieg mein Energieniveau und meine Schmerzen begannen nachzulassen. Ich fühlte mich weniger träge und motivierter, aktiv zu bleiben. Die Ernährungsumstellung hatte tiefgreifende Auswirkungen auf mein allgemeines Wohlbefinden, nicht nur auf meine Polymyalgia Rheumatica-Symptome."

5. Annas Strategie: Verwendung eines Ernährungs- und Symptomtagebuchs

Hintergrund: Bei Anna, einer 53-jährigen Bibliothekarin, wurde vor zwei Jahren Polymyalgia Rheumatica diagnostiziert. Sie litt unter häufigen Krankheitsschüben und suchte nach einer Möglichkeit, mögliche ernährungsbedingte Auslöser zu identifizieren.

Annas Konto: „Ich fing an, ein detailliertes Lebensmittel- und Symptomtagebuch zu führen, um zu sehen, ob ich bestimmte Lebensmittel identifizieren konnte, die meine Symptome auslösten. Es dauerte einige Zeit, aber schließlich bemerkte ich, dass Milchprodukte mit verstärkten Schmerzen und Steifheit zu korrelieren schienen.

Durch den Verzicht auf Milchprodukte aus meiner Ernährung konnte ich die Häufigkeit und Schwere meiner Schübe reduzieren. Das Führen des Tagebuchs war anfangs etwas mühsam, aber es hat sich absolut gelohnt. Es gab mir die Kontrolle über meinen Zustand auf eine Weise, die ich vorher nicht hatte."

Diese persönlichen Berichte veranschaulichen, wie unterschiedliche Ernährungsansätze die Behandlung von Polymyalgia Rheumatica-Symptomen erheblich beeinflussen können. Auch wenn die einzelnen Ergebnisse variieren können, verdeutlichen diese Geschichten die potenziellen Vorteile von Ernährungsumstellungen und bieten Hoffnung und Orientierung für andere auf einem ähnlichen Weg.

KAPITEL 11

RESSOURCEN UND SUPPORT

Das Leben mit Polymyalgia Rheumatica (PMR) zu meistern, kann eine Herausforderung sein, aber es stehen zahlreiche Ressourcen und Unterstützungssysteme zur Verfügung, die Ihnen dabei helfen, Ihre Erkrankung effektiv zu bewältigen. In diesem Abschnitt finden Sie eine umfassende Liste von Ressourcen, darunter Online-Communities, Berufsverbände und zusätzliche Lesematerialien, die Sie auf Ihrer Reise unterstützen.

1. Online-Communitys und Foren

- **MeinPMRTeam:** Ein soziales Netzwerk für Menschen mit Polymyalgia Rheumatica, um Kontakte zu knüpfen, Erfahrungen auszutauschen und Unterstützung zu finden. MeinPMRTeam

- **HealthUnlocked PMR-Community:** Ein aktives Forum, in dem Personen mit PMR Symptome, Behandlungen und Bewältigungsstrategien diskutieren können. HealthUnlocked PMR-Community

- **Reddits r/PMR:** Ein Subreddit, der Diskussionen über Polymyalgia Rheumatica gewidmet ist und in dem Sie persönliche Geschichten, Ratschläge und Ressourcen finden und teilen können. r/PMR

2. Berufsverbände

- **Arthritis-Stiftung:** Bietet umfassende Ressourcen zu Polymyalgia Rheumatica, einschließlich Behandlungsoptionen, Forschungsaktualisierungen und Patientenunterstützung. Arthritis-Stiftung

- **Nationales Institut für Arthritis und Erkrankungen des Bewegungsapparates und der Haut (NIAMS):** Bietet detaillierte

Informationen zu PMR, einschließlich Ursachen, Symptomen und Behandlung. NIAMS

- **Das American College of Rheumatology:** Bietet Bildungsressourcen und Richtlinien für den Umgang mit PMR. American College of Rheumatology

3. Bücher und Lesematerialien

- **„Entzündungshemmende Ernährung leicht gemacht: 75 Rezepte und Ernährungsplan" von Michelle Babb:** Dieses Buch bietet praktische Rezepte und Tipps für die Einführung einer entzündungshemmenden Diät.

- **„Die entzündungshemmende Diät und Aktionspläne: 4-wöchige Essenspläne zur Heilung des Immunsystems und zur Wiederherstellung der allgemeinen Gesundheit" von Dorothy Calimeris und Sondi Bruner:** Ein umfassender Leitfaden mit maßgeschneiderten Speiseplänen und Rezepten zur Linderung von Entzündungen.

- **„Leben mit rheumatischer Erkrankung: Wie man aktiv bleibt und das Leben genießt" von Sarah Finch:** Der Schwerpunkt liegt auf der Bewältigung des Lebens mit rheumatischen Erkrankungen, einschließlich PMR, durch Ernährung, Bewegung und Änderungen des Lebensstils.

4. Zusätzliche Online-Ressourcen

- **Mayo-Klinik:** Bietet ausführliche Artikel über PMR, einschließlich Symptomen, Diagnose und Behandlungsmöglichkeiten. PMR-Informationen der Mayo Clinic

- **WebMD:** Bietet einen Überblick über Polymyalgia rheumatica und deckt Ursachen, Symptome und Behandlung ab. WebMD PMR-Übersicht

5. Selbsthilfegruppen und lokale Ressourcen

- **Lokale Arthritis-Selbsthilfegruppen:** In vielen Gemeinden gibt es lokale Selbsthilfegruppen für Menschen mit Arthritis und verwandten Erkrankungen. Weitere Informationen erhalten Sie bei Ihrem örtlichen Krankenhaus oder Gemeindezentrum.

- **Rheumatologische Kliniken und Spezialisten:** Konsultieren Sie einen Rheumatologen für eine individuelle Betreuung und Behandlung von Polymyalgia Rheumatica. Sie können Ihnen die neuesten Behandlungsmöglichkeiten und fortlaufende Unterstützung bieten.

6. Bildungswebinare und Workshops

- **Webinare der Arthritis Foundation:** Veranstaltet regelmäßig Webinare zu verschiedenen Aspekten des Lebens mit Arthritis, einschließlich Ernährung, Bewegung und Medikamentenmanagement. Webinare der Arthritis Foundation

- **NIAMS-Online-Seminare:** Bietet Bildungsseminare und Workshops zu rheumatischen Erkrankungen, einschließlich PMR. NIAMS-Seminare

7. Mobile Apps

- **Mein Schmerztagebuch:** Eine mobile App zur Verfolgung von Schmerzen, Symptomen, Auslösern und Medikamenten. Es hilft Benutzern, Muster zu erkennen und Daten mit Gesundheitsdienstleistern zu teilen. Mein Schmerztagebuch

- **CareZone:** Hilft bei der Verwaltung von Medikamenten und beim Verfolgen von Gesundheitsinformationen, wodurch es einfacher wird, organisiert und informiert zu bleiben. CareZone

Der Zugriff auf diese Ressourcen und Unterstützungssysteme kann wertvolle Informationen, Community-Verbindungen und praktische Strategien für die Behandlung von Polymyalgia Rheumatica liefern. Unabhängig davon, ob Sie neu diagnostiziert wurden oder bereits seit Jahren mit PMR leben, können diese Tools Ihnen dabei helfen, Ihre Erkrankung effektiver zu meistern und Ihre Lebensqualität zu verbessern.

Empfohlene Lektüre und Websites

Ein tieferes Verständnis der Polymyalgia Rheumatica (PMR) und ihrer Behandlung kann durch den Zugriff auf hochwertige Lesematerialien und vertrauenswürdige Websites erheblich erleichtert werden. Hier stellen wir eine Liste empfohlener Bücher und Online-Ressourcen bereit, die wertvolle Informationen zu PMR, Ernährung und allgemeinem Gesundheitsmanagement bieten.

Empfohlene Bücher

1. **„Entzündungshemmende Ernährung leicht gemacht: 75 Rezepte und Ernährungsplan" von Michelle Babb**

   o Dieses Buch bietet praktische Rezepte und einen Ernährungsplan zur Reduzierung von Entzündungen. Es ist eine nützliche Ressource für diejenigen, die PMR durch Ernährung in den Griff bekommen möchten.

2. **„Die entzündungshemmende Diät und Aktionspläne: 4-wöchige Essenspläne zur Heilung des Immunsystems und zur Wiederherstellung der allgemeinen Gesundheit" von Dorothy Calimeris und Sondi Bruner**

   o Dieses Buch bietet umfassende Speisepläne und Rezepte und soll dazu beitragen, Entzündungen zu reduzieren und die allgemeine Gesundheit zu unterstützen, was es ideal für Personen mit PMR macht.

3. **„Leben mit rheumatischer Erkrankung: Wie man aktiv bleibt und das Leben genießt" von Sarah Finch**

   o Dieses Buch konzentriert sich auf ein gutes Leben mit rheumatischen Erkrankungen, einschließlich PMR, durch Ernährung, Bewegung und Änderungen des Lebensstils.

4. **„Das Entzündungsspektrum: Finden Sie Ihre Nahrungsmittelauslöser und setzen Sie Ihr System neu" von Dr. Will Cole**

167

- o Dr. Cole erklärt, wie man Nahrungsmittelauslöser erkennt und Entzündungen durch einen individuellen Ernährungsplan reduziert.

5. **„Die Autoimmunlösung: Das gesamte Spektrum entzündlicher Symptome und Krankheiten verhindern und rückgängig machen"** **von Dr. Amy Myers**

- o Dr. Myers bietet einen umfassenden Ansatz zur Behandlung von Autoimmunerkrankungen, einschließlich PMR, mit Ernährungs- und Lebensstiländerungen.

6. **„Das entzündungshemmende Diät-Kochbuch: Einfache Rezepte zur Reduzierung von Entzündungen und zur Stärkung Ihres Immunsystems" von Madeline Given**

- o Dieses Kochbuch enthält eine Vielzahl leicht verständlicher Rezepte, die darauf abzielen, Entzündungen zu reduzieren und die Gesundheit des Immunsystems zu unterstützen.

Empfohlene Websites

1. **Arthritis-Stiftung**

- o Arthritis-Stiftung

- o Bietet umfassende Ressourcen zu PMR, einschließlich Behandlungsoptionen, Forschungsaktualisierungen und Patientenunterstützung.

2. **Nationales Institut für Arthritis und Erkrankungen des Bewegungsapparates und der Haut (NIAMS)**

- o NIAMS

- o Bietet detaillierte Informationen zu PMR, einschließlich Ursachen, Symptomen und Behandlungsmöglichkeiten.

3. **Mayo-Klinik**

   o   PMR-Informationen der Mayo Clinic

   o   Bietet ausführliche Artikel über PMR, einschließlich Symptomen, Diagnose und Behandlungsmöglichkeiten.

4. **WebMD**

   o   WebMD PMR-Übersicht

   o   Bietet einen Überblick über Polymyalgia Rheumatica und deckt Ursachen, Symptome und Behandlung ab.

5. **GesundLinie**

   o   Healthline PMR-Informationen

   o   Healthline bietet benutzerfreundliche Artikel zu PMR, einschließlich Tipps zur Behandlung von Symptomen und zur Verbesserung der Lebensqualität.

6. **Cleveland-Klinik**

   o   PMR-Informationen der Cleveland Clinic

   o   Bietet detaillierte Informationen zu PMR, einschließlich Symptomen, Risikofaktoren und Behandlungsmöglichkeiten.

7. **Johns Hopkins-Medizin**

   o   Johns Hopkins PMR-Informationen

   o   Bietet umfassende Ressourcen zu PMR, einschließlich fachkundiger Beratung und Materialien zur Patientenaufklärung.

8. **Alltagsgesundheit**

   o   PMR-Abteilung für alltägliche Gesundheit

    o   Everyday Health bietet praktische Tipps, persönliche Geschichten und medizinische Informationen zur Behandlung von PMR.

Selbsthilfegruppen und Online-Communities

Bei der Behandlung von Polymyalgia Rheumatica (PMR) kann es von unschätzbarem Wert sein, Unterstützung zu finden und mit anderen in Kontakt zu treten, die Ihre Erfahrungen verstehen. Selbsthilfegruppen und Online-Communities bieten eine Plattform, um Geschichten auszutauschen, Erkenntnisse zu gewinnen und emotionale und praktische Unterstützung zu finden. Hier sind einige wichtige Ressourcen, die Ihnen helfen, mit anderen in Kontakt zu treten:

Online-Selbsthilfegruppen

1. MeinPMRTeam

- **Beschreibung:** Ein soziales Netzwerk speziell für Menschen mit Polymyalgia Rheumatica. Mitglieder können ihre Erfahrungen teilen, Unterstützung anbieten und von anderen in einer ähnlichen Situation lernen.

- **Webseite:** MeinPMRTeam

- **Merkmale:** Diskussionsforen, Mitgliedergeschichten, Frage-und-Antwort-Bereiche und eine unterstützende Community-Atmosphäre.

2. HealthUnlocked PMR-Community

- **Beschreibung:** Ein aktives Online-Forum, in dem Personen mit PMR Symptome, Behandlungen und Bewältigungsstrategien diskutieren können. Es bietet einen sicheren Raum zum Erfahrungsaustausch und zur Beratung.

- **Webseite:** HealthUnlocked PMR-Community

- **Merkmale:** Persönliche Geschichten, Expertenratschläge, Gesundheitsnachrichten und Unterstützung durch Gleichaltrige.

3. Reddits r/PMR

- **Beschreibung:** Ein Subreddit, der Diskussionen über Polymyalgia Rheumatica gewidmet ist. Mitglieder tauschen persönliche Erfahrungen aus, stellen Fragen und bieten sich gegenseitig Unterstützung an.

- **Webseite:** r/PMR

- **Merkmale:** Anonymes Posten, vielfältige Perspektiven und eine große, aktive Community.

Facebook-Gruppen

1. Selbsthilfegruppe für Polymyalgia Rheumatica

- **Beschreibung:** Eine Facebook-Gruppe, in der Mitglieder ihre Erfahrungen austauschen, Rat einholen und Unterstützung im Zusammenhang mit PMR leisten können.

- **Merkmale:** Tägliche Beiträge, Community-Diskussionen und gemeinsame Nutzung von Ressourcen.

2. PMR GCA UK North East Support

- **Beschreibung:** Diese Gruppe konzentriert sich auf die Unterstützung von Menschen im Vereinigten Königreich, die mit PMR und Riesenzellarteriitis (GCA) zu kämpfen haben. Es bietet lokale Unterstützung und Informationen.

- **Merkmale:** Lokale Veranstaltungen, gemeinsame Erlebnisse und regionalspezifische Ratschläge.

3. PMR- und GCA-Krieger

- **Beschreibung:** Eine Community für Betroffene von PMR und GCA, die emotionale Unterstützung, Informationen und ein Gemeinschaftsgefühl bietet.

- **Merkmale:** Motivierende Beiträge, persönliche Geschichten und Gesundheitstipps.

Professionelle Hilfe und Beratung

Die Behandlung von Polymyalgia Rheumatica (PMR) erfordert oft einen multidisziplinären Ansatz unter Einbeziehung verschiedener medizinischer Fachkräfte. Wenn Sie professionelle Hilfe und Beratung in Anspruch nehmen, können Sie Ihr Verständnis der Erkrankung erheblich verbessern, das Symptommanagement verbessern und einen maßgeschneiderten Behandlungsplan erstellen. Hier finden Sie einen Überblick über die verfügbaren Arten professioneller Hilfe und wie Sie auf diese Ressourcen zugreifen können.

Arten von medizinischem Fachpersonal

1. Rheumatologen

- **Rolle:** Rheumatologen sind Spezialisten für die Diagnose und Behandlung von Erkrankungen des Bewegungsapparates und systemischen Autoimmunerkrankungen, einschließlich PMR.

- **Wie sie helfen:** Sie bieten eine umfassende Betreuung, einschließlich Diagnose, Medikamentenmanagement und Überwachung des Krankheitsverlaufs.

2. Hausärzte (PCPs)

- **Rolle:** Hausärzte dienen häufig als erste Anlaufstelle für Personen mit PMR.

- **Wie sie helfen:** Sie können erste Beurteilungen durchführen, Patienten an Spezialisten überweisen und die allgemeine Pflege koordinieren.

3. Ernährungswissenschaftler und Diätassistenten

- **Rolle:** Diese Fachleute sind auf Ernährungsmanagement und Ernährung spezialisiert.

- **Wie sie helfen:** Sie können personalisierte Ernährungspläne entwickeln, um Entzündungen zu reduzieren und die allgemeine Gesundheit zu verbessern.

4. Physiotherapeuten

- **Rolle:** Physiotherapeuten helfen bei der Verbesserung von Mobilität, Kraft und allgemeiner körperlicher Funktion.

- **Wie sie helfen:** Sie erstellen Trainingsprogramme, die auf Personen mit PMR zugeschnitten sind, um Steifheit und Schmerzen zu reduzieren.

5. Ergotherapeuten

- **Rolle:** Ergotherapeuten helfen Patienten, ihre täglichen Aktivitäten aufrechtzuerhalten und ihre Lebensqualität zu verbessern.

- **Wie sie helfen:** Sie bieten Strategien und Tools, um tägliche Aufgaben effizienter und komfortabler zu bewältigen.

6. Psychologen und Berater

- **Rolle:** Diese Fachkräfte bieten Unterstützung und Beratung im Bereich der psychischen Gesundheit an.

- **Wie sie helfen:** Sie bieten Bewältigungsstrategien für den Umgang mit den emotionalen und psychologischen Auswirkungen des Lebens mit einer chronischen Erkrankung wie PMR.

So finden und greifen Sie auf professionelle Hilfe zu

1. Überweisungen von Ihrem Hausarzt

- **Beschreibung:** Ihr PCP kann Sie je nach Ihren spezifischen Bedürfnissen an Spezialisten wie Rheumatologen, Ernährungsberater oder Physiotherapeuten verweisen.

- **So greifen Sie zu:** Vereinbaren Sie einen Termin mit Ihrem Hausarzt, um Ihre Symptome zu besprechen und eine Überweisung anzufordern.

2. Berufsverbände und Verzeichnisse

- **Arthritis-Stiftung:**

  - **Webseite:** Arthritis-Stiftung

  - **So greifen Sie zu:** Nutzen Sie das Online-Verzeichnis, um Rheumatologen und andere Spezialisten in Ihrer Nähe zu finden.

- **American College of Rheumatology:**

  - **Webseite:** American College of Rheumatology

  - **So greifen Sie zu:** Verwenden Sie die Funktion „Rheumatologen finden", um einen Spezialisten in Ihrer Nähe zu finden.

3. Online-Gesundheitsverzeichnisse

- **Zocdoc:**

  - **Webseite:** Zocdoc

  - **So greifen Sie zu:** Suchen Sie nach Fachkräften im Gesundheitswesen nach Fachgebiet und Standort.

- **Gesundheitsgrade:**

  - **Webseite:** Gesundheitsgrade

- o **So greifen Sie zu:** Hier finden Sie detaillierte Profile und Patientenbewertungen von Gesundheitsdienstleistern.

4. Krankenhaus- und Kliniknetzwerke

- **Lokale Krankenhäuser:**

  - o **So greifen Sie zu:** Viele Krankenhäuser verfügen über spezialisierte rheumatologische Abteilungen. Wenden Sie sich an Ihr örtliches Krankenhaus, um Informationen zu verfügbaren Diensten und Spezialisten zu erhalten.

- **Spezialkliniken:**

  - o **So greifen Sie zu:** Kliniken, die sich auf Erkrankungen des Bewegungsapparates und Autoimmunerkrankungen konzentrieren, verfügen häufig über Spezialistenteams. Suchen Sie nach Kliniken in Ihrer Region, die eine umfassende Betreuung bei PMR anbieten.

5. Telemedizinische Dienste

- **Beschreibung:** Telemedizin ermöglicht den Zugang zu medizinischem Fachpersonal aus der Ferne, was besonders für Personen in abgelegenen Gebieten oder Personen mit Mobilitätsproblemen nützlich sein kann.

- **So greifen Sie zu:** Viele Gesundheitsdienstleister bieten telemedizinische Termine an. Erkundigen Sie sich bei Ihrem Versicherer oder nutzen Sie Telegesundheitsplattformen wie Teladoc oder Doctor on Demand.

6. Selbsthilfegruppen und Community-Ressourcen

- **Beschreibung:** Lokale Selbsthilfegruppen und kommunale Gesundheitsorganisationen können häufig Empfehlungen für medizinische Fachkräfte geben, die Erfahrung im Umgang mit PMR haben.

- **So greifen Sie zu:** Nehmen Sie an Treffen lokaler Selbsthilfegruppen teil oder wenden Sie sich für Empfehlungen an kommunale Gesundheitsorganisationen.

Vorbereitung auf Ihren Termin

1. Dokumentieren Sie Ihre Symptome:

- Führen Sie eine detaillierte Aufzeichnung Ihrer Symptome, einschließlich ihrer Häufigkeit, Dauer und Intensität. Beachten Sie alle Muster oder Auslöser, die Sie beobachten.

2. Liste der Medikamente und Nahrungsergänzungsmittel:

- Bringen Sie eine Liste aller Medikamente, Nahrungsergänzungsmittel und rezeptfreien Medikamente mit, die Sie einnehmen. Geben Sie Dosierung und Häufigkeit an.

3. Krankengeschichte:

- Bereiten Sie eine kurze Zusammenfassung Ihrer Krankengeschichte vor, einschließlich aller anderen Gesundheitszustände und früheren Behandlungen für PMR.

4. Fragen an Ihren Gesundheitsdienstleister:

- Notieren Sie alle Fragen oder Bedenken, die Sie zu Ihrer Erkrankung, Behandlungsmöglichkeiten und Änderungen Ihres Lebensstils haben. Dadurch wird sichergestellt, dass Sie während des Termins auf alle Ihre Anliegen eingehen.

5. Supportperson:

- Erwägen Sie, einen Freund oder ein Familienmitglied zu Ihrem Termin mitzubringen, um Unterstützung zu erhalten und sich an die von Ihrem Arzt bereitgestellten Informationen zu erinnern.

Der Zugang zu professioneller Hilfe und Beratung ist ein entscheidender Schritt bei der effektiven Behandlung von Polymyalgia rheumatica. Indem

Sie das Fachwissen verschiedener medizinischer Fachkräfte nutzen und die verfügbaren Ressourcen nutzen, können Sie einen umfassenden und personalisierten Plan zur Behandlung Ihrer Erkrankung und zur Verbesserung Ihrer Lebensqualität erstellen.

KAPITEL 12

Polymyalgia Rheumatica (PMR) ist eine komplexe und oft herausfordernde Erkrankung, die das Leben der Betroffenen erheblich beeinträchtigt. Durch informiertes Management, Anpassungen des Lebensstils und die Unterstützung von medizinischem Fachpersonal ist es jedoch möglich, die Symptome zu lindern und die allgemeine Lebensqualität zu verbessern. Ziel dieses Buches ist es, einen umfassenden Leitfaden für Anfänger zu bieten, der praktische Ratschläge zu Ernährung, Änderungen des Lebensstils und medizinischen Behandlungen bietet.

Zusammenfassung der wichtigsten Punkte

1. PMR verstehen:

- PMR ist eine entzündliche Erkrankung, die Muskelschmerzen und Steifheit verursacht, vor allem in den Schultern und Hüften. Das Verständnis der Symptome, Ursachen und Risikofaktoren ist für eine wirksame Behandlung von entscheidender Bedeutung.

2. Bedeutung der Ernährung:

- Die Ernährung spielt eine entscheidende Rolle bei der Behandlung von Entzündungen im Zusammenhang mit PMR. Der Schwerpunkt auf entzündungshemmenden Lebensmitteln, die Vermeidung von auslösenden Lebensmitteln und die Sicherstellung einer ausgewogenen Zufuhr wichtiger Nährstoffe kann sich erheblich auf die Symptombehandlung auswirken.

3. Essensplanung und Rezepte:

- Strukturierte Speisepläne und eine Vielzahl an Rezepten, die speziell auf PMR-Patienten zugeschnitten sind, erleichtern die Einhaltung einer entzündungshemmenden Diät. Diese Pläne liefern praktische Beispiele und stellen sicher, dass der Ernährungsbedarf gedeckt wird.

4. Anpassungen des Lebensstils:

- Regelmäßige körperliche Aktivität, Stressbewältigung, ausreichender Schlaf und die Berücksichtigung von Nahrungsergänzungsmitteln können die Ernährungsbemühungen zur Reduzierung von Entzündungen und zur Steigerung des Wohlbefindens ergänzen.

5. Professionelle Unterstützung:

- Die Zusammenarbeit mit medizinischem Fachpersonal wie Rheumatologen, Ernährungsberatern, Physiotherapeuten und Anbietern psychischer Gesundheit gewährleistet einen ganzheitlichen Ansatz für die Behandlung von PMR. Regelmäßige Konsultationen und eine individuelle Beratung sind unerlässlich.

6. Support-Netzwerke:

- Der Kontakt zu Selbsthilfegruppen und Online-Communities bietet emotionale Unterstützung, praktische Ratschläge und ein Gemeinschaftsgefühl. Der Erfahrungsaustausch mit anderen, die die Herausforderungen von PMR verstehen, kann ermutigend und beruhigend sein.

7. Überwachung des Fortschritts:

- Das Führen eines Ernährungs- und Symptomtagebuchs hilft dabei, die Auswirkungen der Ernährung auf die Symptome zu verfolgen, Muster zu erkennen und die Ernährung entsprechend anzupassen. Durch die regelmäßige Überprüfung der Fortschritte bei

179

Gesundheitsdienstleistern wird sichergestellt, dass der Managementplan wirksam bleibt.

Der Umgang mit Polymyalgia rheumatica ist eine Reise, die kontinuierliches Lernen, Anpassung und Unterstützung erfordert. Es ist wichtig, proaktiv zu bleiben, sich kontinuierlich weiterzubilden und mit Gesundheitsdienstleistern und Unterstützungsgemeinschaften in Kontakt zu bleiben. Durch die Integration des in diesem Buch dargelegten Wissens und der Strategien können Sie sinnvolle Schritte unternehmen, um PMR effektiver zu bewältigen und Ihre Lebensqualität zu verbessern.

Abschließende Gedanken

Das Leben mit PMR kann eine Herausforderung sein, bietet aber auch die Möglichkeit, positive Veränderungen herbeizuführen, die sich positiv auf die allgemeine Gesundheit und das Wohlbefinden auswirken. Mit einem ganzheitlichen Ansatz, der Ernährung, Änderungen des Lebensstils und professionelle Beratung umfasst, können Sie die Kontrolle über Ihre Gesundheitsreise übernehmen. Denken Sie daran, dass jeder kleine Schritt, den Sie in Richtung einer besseren Gesundheit unternehmen, zu erheblichen Verbesserungen bei der Behandlung von PMR führen kann.

Vielen Dank, dass Sie sich mit „Polymyalgia Rheumatica-Diät für Anfänger" auf diese Reise begeben haben. Möge dieser Leitfaden eine wertvolle Ressource auf Ihrem Weg zu mehr Gesundheit und Wohlbefinden sein.

Ermutigung und nächste Schritte

Sich auf den Weg zur Behandlung von Polymyalgia Rheumatica (PMR) zu machen, kann entmutigend sein, aber mit den richtigen Werkzeugen, der richtigen Unterstützung und der richtigen Einstellung ist es möglich, ein erfülltes und aktives Leben zu führen. In diesem Abschnitt möchten wir

Ihnen Anregungen und praktische nächste Schritte geben, damit Sie motiviert und engagiert auf Ihrem Weg zur Gesundheit bleiben.

Umfassen Sie Ihre Reise

1. Feiern Sie kleine Erfolge:

- **Fortschritt bestätigen:** Jeder Schritt, den Sie in Richtung einer besseren Gesundheit unternehmen, ist ein Sieg. Feiern Sie kleine Meilensteine, sei es das Ausprobieren eines neuen entzündungshemmenden Rezepts, der Abschluss einer Woche Essensplanung oder die Feststellung einer Linderung der Symptome.

- **Positive Denkweise:** Die Beibehaltung einer positiven Einstellung kann Ihre Reise erheblich beeinflussen. Konzentrieren Sie sich auf das, was Sie kontrollieren können, und auf die Verbesserungen, die Sie vornehmen.

2. Bleiben Sie informiert:

- **Fortlaufendes Lernen:** Bleiben Sie über die neuesten Forschungsergebnisse und Entwicklungen im PMR-Management auf dem Laufenden. Abonnieren Sie seriöse Gesundheits-Newsletter, folgen Sie Experten auf diesem Gebiet und lesen Sie neue Studien.

- **Ermächtigung durch Wissen:** Wenn Sie Ihre Erkrankung verstehen, können Sie fundierte Entscheidungen treffen und sich im medizinischen Umfeld für sich selbst einsetzen.

3. Bauen Sie ein Support-System auf:

- **Familie und Freunde:** Teilen Sie Ihre Reise mit Ihren Lieben. Ihre Unterstützung und ihr Verständnis können einen erheblichen Unterschied machen.

- **Selbsthilfegruppen:** Arbeiten Sie mit lokalen oder Online-Selbsthilfegruppen zusammen. Der Austausch von Erfahrungen und Ratschlägen mit anderen, die Ihre Herausforderungen verstehen, kann Trost und Motivation spenden.

Praktische nächste Schritte

1. Planen Sie regelmäßige Kontrolluntersuchungen:

- **Gesundheitsteam:** Stellen Sie sicher, dass Sie regelmäßig Termine mit Ihrem Rheumatologen, Ernährungsberater und anderen Gesundheitsdienstleistern wahrnehmen. Regelmäßige Kontrolluntersuchungen helfen dabei, Ihren Zustand zu überwachen und Ihren Behandlungsplan bei Bedarf anzupassen.

2. Setzen Sie Ihre Essenspläne um:

- **Vorbereitung des Essens:** Beginnen Sie damit, die in diesem Buch enthaltenen Speisepläne und Rezepte in Ihren Alltag zu integrieren. Erstellen Sie eine Einkaufsliste, decken Sie sich mit Grundnahrungsmitteln aus der Speisekammer ein und nehmen Sie sich jede Woche Zeit für die Essenszubereitung.

- **Konsistenz:** Streben Sie nach Beständigkeit statt nach Perfektion. Es ist in Ordnung, sich gelegentlich etwas zu gönnen oder einen freien Tag zu haben. Ziel ist die Aufrechterhaltung einer insgesamt entzündungshemmenden Ernährung.

3. Integrieren Sie körperliche Aktivität:

- **Übungsroutine:** Entwickeln Sie ein regelmäßiges Trainingsprogramm, das Ihren Fähigkeiten und Vorlieben entspricht. Ob beim Spazierengehen, Schwimmen oder Yoga: Wenn Sie aktiv bleiben, können Sie Steifheit reduzieren und die Stimmung verbessern.

- **Physiotherapie:** Konsultieren Sie bei Bedarf einen Physiotherapeuten, um einen individuellen Trainingsplan zu erstellen, der auf Ihre spezifischen Bedürfnisse und Einschränkungen zugeschnitten ist.

4. Stress bewältigen und Schlaf priorisieren:

- **Stressreduzierung:** Üben Sie Stressbewältigungstechniken wie Meditation, tiefes Atmen oder die Ausübung von Hobbys, die Ihnen Spaß machen. Stressbewältigung ist entscheidend für die Reduzierung von Entzündungen.

- **Schlafhygiene:** Richten Sie eine konsistente Schlafroutine ein. Streben Sie 7–9 Stunden Schlaf pro Nacht an und schaffen Sie eine erholsame Schlafumgebung.

5. Führen Sie ein Gesundheitstagebuch:

- **Verfolgen Sie Ihre Reise:** Dokumentieren Sie Ihre Mahlzeiten, Symptome, körperliche Aktivität und Stimmung in einem Tagebuch. Wenn Sie Ihre Fortschritte verfolgen, können Sie Muster und Bereiche mit Verbesserungspotenzial erkennen.

- **Reflektieren und anpassen:** Überprüfen Sie regelmäßig Ihre Tagebucheinträge und besprechen Sie diese mit Ihrem Gesundheitsteam, um notwendige Anpassungen an Ihrem Managementplan vorzunehmen.

Worte der Aufmunterung

Das Leben mit Polymyalgia rheumatica ist zweifellos eine Herausforderung, aber es ist auch eine Gelegenheit, Ihrer Gesundheit und Ihrem Wohlbefinden Priorität einzuräumen. Denken Sie daran, dass Sie auf dieser Reise nicht allein sind. Mit Entschlossenheit, Unterstützung und den richtigen Strategien können Sie Ihre Symptome effektiv in den Griff bekommen und ein erfülltes Leben führen.

Glauben Sie an Ihre Stärke: Sie verfügen über die nötige Belastbarkeit und Kraft, um diese Reise zu meistern. Vertrauen Sie auf Ihre Fähigkeit, positive Veränderungen herbeizuführen und die Kontrolle über Ihre Gesundheit zu übernehmen.

In Verbindung bleiben: Nutzen Sie die Kraft der Gemeinschaft. Vernetzen Sie sich mit anderen, die ähnliche Erfahrungen teilen, und zögern Sie nicht, bei Bedarf Hilfe zu suchen.

Gehen Sie Schritt für Schritt vor: PMR zu managen ist ein Marathon, kein Sprint. Nehmen Sie jeden Tag so, wie er kommt, und lassen Sie sich von Rückschlägen nicht entmutigen. Jeder Schritt vorwärts ist ein Fortschritt.

Das haben Sie: Sie verfügen über das Wissen, die Tools und die Unterstützung, die Sie für den Erfolg benötigen. Nehmen Sie diese Reise mit Zuversicht und Optimismus an. Ihr Engagement für Ihre Gesundheit wird den Weg für eine bessere und gesündere Zukunft ebnen.

Checkliste für die nächsten Schritte

1. **Planen Sie Ihre nächsten Arzttermine.**

2. **Planen Sie Ihre Mahlzeiten für die kommende Woche.**

3. **Starten Sie ein Gesundheitsjournal, falls Sie es noch nicht getan haben.**

4. **Integrieren Sie tägliche körperliche Aktivität in Ihre Routine.**

5. **Üben Sie noch heute eine Stressbewältigungstechnik.**

6. **Sorgen Sie für eine erholsame Schlafumgebung.**

Dies ist der Abschluss Ihres umfassenden Leitfadens zur Polymyalgia Rheumatica-Diät für Anfänger. Denken Sie daran, dass diese Reise einzigartig für Sie ist und jeder Schritt, den Sie unternehmen, Sie einer besseren Gesundheit und einem besseren Wohlbefinden näher bringt. Bleiben Sie motiviert, bleiben Sie informiert und vor allem bleiben Sie positiv.

KAPITEL 13

ANHÄNGE

Der Abschnitt „Anhänge" enthält ergänzendes Material, das den Hauptinhalt des Buches unterstützt und erweitert. Dieser Abschnitt enthält detaillierte Referenzen, zusätzliche Ressourcen und nützliche Tools für Leser, um ihr Verständnis und die Behandlung von Polymyalgia Rheumatica (PMR) zu vertiefen.

Anhang A: Glossar der Begriffe

1. Entzündungshemmende Diät: Eine Diät, die Lebensmittel enthält, von denen bekannt ist, dass sie Entzündungen reduzieren, wie Obst, Gemüse, Nüsse, Samen und fetter Fisch, während entzündungsfördernde Lebensmittel vermieden werden.

2. Autoimmunerkrankung: Ein Zustand, bei dem das Immunsystem fälschlicherweise körpereigenes Gewebe angreift.

3. Kortikosteroide: Medikamente zur Entzündungshemmung und Unterdrückung des Immunsystems, die üblicherweise bei PMR verschrieben werden.

4. Aufflammen: Ein Zeitraum, in dem die PMR-Symptome intensiver oder schwerwiegender werden.

5. Rheumatologe: Ein auf die Diagnose und Behandlung von Erkrankungen des Bewegungsapparates und systemischer Autoimmunerkrankungen spezialisierter Arzt.

6. Synovium: Die Gelenkschleimhaut, die sich bei Autoimmunerkrankungen wie PMR entzündet.

185

Anhang B: Beispielvorlage für ein Ernährungs- und Symptomtagebuch

Datum:

Mahlzeiten:

- **Frühstück:**

- **Mittagessen:**

- **Abendessen:**

- **Snacks:**

Symptome:

- **Morgensteifigkeit:**

- **Schmerzstufe (1-10):**

- **Ermüdung:**

Physische Aktivität:

Anmerkungen/Beobachtungen:

Anhang C: Empfohlene Lektüre

1. „The Anti-Inflammatory Diet & Action Plans" von Dorothy Calimeris und Sondi Bruner

- Ein praktischer Leitfaden zur Reduzierung von Entzündungen durch Ernährung, mit Speiseplänen und Rezepten.

2. „Entzündungshemmende Ernährung leicht gemacht" von Michelle Babb

- Eine Ressource zum Verständnis der Auswirkungen der Ernährung auf Entzündungen und praktische Tipps zur Einbeziehung entzündungshemmender Lebensmittel.

3. „Das Kochbuch für rheumatoide Arthritis" von Caitlin Samson

- Obwohl der Schwerpunkt auf rheumatoider Arthritis liegt, bietet dieses Buch wertvolle Einblicke in die Behandlung von Entzündungen durch Ernährung.

Anhang D: Nützliche Websites

1. Arthritis-Stiftung

- Website: www.arthritis.org

- Bietet umfassende Informationen zu PMR, Behandlungsoptionen und Supportressourcen.

2. Mayo-Klinik

- Website: www.mayoclinic.org

- Bietet detaillierte medizinische Informationen zu PMR, einschließlich Symptomen, Ursachen und Behandlungen.

3. National Institute of Arthritis and Musculoskeletal and Skin Diseases (NIAMS)

- Website: www.niams.nih.gov

- Bietet forschungsbasierte Informationen zu PMR und verwandten Erkrankungen.

Anhang E: Kontaktinformationen der Selbsthilfegruppe

1. MeinPMRTeam

- Website: www.mypmrteam.com

- Kontakt: Online-Supportplattform mit Diskussionsforen und Mitgliederunterstützung.

2. HealthUnlocked PMR-Community

- Website: www.healthunlocked.com/pmrgcauk

- Kontakt: Online-Community zum Austausch von Erfahrungen und Ratschlägen.

3. Unterstützungsnetzwerk der Arthritis Foundation

- Website: www.arthritis.org/liveyes

- Kontakt: Lokale und Online-Selbsthilfegruppen und Ressourcen.

Anhang F: Ergänzende Tools und Apps

1. MyFitnessPal

- Beschreibung: Eine beliebte App zum Verfolgen von Ernährung und Bewegung.

- Website: www.myfitnesspal.com

2. Einfach

- Beschreibung: Eine App zur Verfolgung von Symptomen und Wohlbefinden.

- Website: www.sympleapp.com

3. Mahlzeiten

- Beschreibung: Eine App, die auf die Ernährungsbedürfnisse zugeschnittene Essensplanung und Rezeptvorschläge bietet.

- Website: www.mealime.com

Anhang G: Musterbriefe für Arzttermine

Musterbrief für die Überweisung an einen Hausarzt:

Code kopieren

[Ihr Name]

[Deine Adresse]

[Stadt (*) Bundesstaat (*) Postleitzahl]

[E-Mail-Adresse]

[Telefonnummer]

[Datum]

[Name des Arztes]

[Adresse des Arztes]

[Stadt (*) Bundesstaat (*) Postleitzahl]

Sehr geehrter [Name des Arztes],

Ich schreibe Ihnen, um eine Überweisung an einen Rheumatologen zur weiteren Beurteilung und Behandlung meiner Symptome zu beantragen, die mit Polymyalgia rheumatica vereinbar sind. Ich hatte anhaltende Muskelschmerzen und Steifheit, insbesondere in meinen Schultern und Hüften, die sich auch nach der ersten Behandlung nicht besserten.

Ich würde mich über Ihre Unterstützung bei der Organisation dieser Überweisung freuen und freue mich darauf, diese Angelegenheit bei meinem nächsten Termin weiter zu besprechen.

Vielen Dank für Ihre Aufmerksamkeit in dieser Angelegenheit.

Aufrichtig,

[Ihr Name]

Musterbrief für eine Krankenversicherungsgenehmigung:

Code kopieren

[Ihr Name]

[Deine Adresse]

[Stadt (*) Bundesstaat (*) Postleitzahl]

[E-Mail-Adresse]

[Telefonnummer]

[Datum]

[Name der Versicherungsgesellschaft]

[Adresse der Schadensabteilung]

[Stadt (*) Bundesstaat (*) Postleitzahl]

Polymyalgia rheumatica Diät für Anfänger 2024

Betreff: Genehmigungsantrag für Fachberatung

Sehr geehrter Herr / Frau,

Ich schreibe Ihnen, um die Genehmigung für eine Konsultation mit einem Rheumatologen zur Beurteilung und Behandlung von Polymyalgia rheumatica zu beantragen. Mein Hausarzt hat mir die Überweisung an einen Facharzt aufgrund anhaltender und schwächender Symptome empfohlen, die auf Standardbehandlungen nicht angesprochen haben.

Anbei finden Sie das Überweisungsschreiben meines Hausarztes und relevante Krankenakten für Ihre Durchsicht. Ich würde mich freuen, wenn Sie dieser Anfrage umgehend nachkommen würden, um eine rechtzeitige medizinische Versorgung zu ermöglichen.

Danke für deine Rücksicht.

Aufrichtig,

[Ihr Name]

[Versicherungsnummer]

Anhang H: Liste entzündungshemmender Lebensmittel

Früchte:

- Beeren (Erdbeeren, Blaubeeren, Himbeeren)
- Orangen
- Kirschen

Gemüse:

- Blattgemüse (Spinat, Grünkohl)
- Brokkoli
- Paprika

Nüsse und Samen:

- Walnüsse
- Mandeln
- Leinsamen

Gesunde Fette:

- Olivenöl
- Avocados
- Fetter Fisch (Lachs, Makrele)

Vollkorn:

- Quinoa
- brauner Reis
- Hafer

Kräuter und Gewürze:

- Kurkuma

- Ingwer

- Knoblauch

Dieser Anhangabschnitt soll zusätzliche Unterstützung und Ressourcen bieten, um Ihre Reise mit PMR zu verbessern. Wenn Sie bestimmte Tools oder Ressourcen enthalten möchten, teilen Sie mir dies bitte mit!

Glossar der Begriffe

Dieses Glossar enthält Definitionen für Schlüsselbegriffe und Konzepte, die in diesem Buch behandelt werden. Das Verständnis dieser Begriffe wird Ihnen helfen, die Informationen besser zu verstehen und sie effektiv zur Behandlung von Polymyalgia Rheumatica (PMR) anzuwenden.

Entzündungshemmende Diät: Ein Ernährungsansatz, der den Schwerpunkt auf Lebensmittel legt, von denen bekannt ist, dass sie Entzündungen reduzieren, wie Obst, Gemüse, Nüsse, Samen und fetter Fisch, während Lebensmittel vermieden werden, die Entzündungen fördern können.

Autoimmunerkrankung: Ein Zustand, bei dem das körpereigene Immunsystem fälschlicherweise sein eigenes Gewebe angreift und glaubt, es handele sich um fremde Eindringlinge.

Kortikosteroide: Eine Klasse von Steroidhormonen, die zur Linderung von Entzündungen und zur Unterdrückung des Immunsystems eingesetzt werden. Sie werden üblicherweise bei PMR verschrieben und können die Symptome deutlich lindern.

Erythrozytensedimentationsrate (ESR): Ein Bluttest, der helfen kann, Entzündungen im Körper zu erkennen. Erhöhte Werte können auf das Vorliegen einer entzündlichen Erkrankung wie PMR hinweisen.

Ermüdung: Ein häufiges PMR-Symptom, das durch anhaltende Müdigkeit und Energiemangel gekennzeichnet ist und oft nicht durch Ruhe gelindert wird.

Aufflammen: Ein Zeitraum, in dem die PMR-Symptome schwerwiegender oder intensiver werden und oft eine Anpassung der Behandlung erforderlich machen.

Riesenzellarteriitis (GCA): Eine entzündliche Erkrankung der Blutgefäße, die häufig bei PMR auftritt und Kopfschmerzen, Kieferschmerzen und Sehstörungen verursachen kann. Auch als Arteriitis temporalis bekannt.

194

Immunsystem: Das körpereigene Abwehrsystem gegen Infektionen und Krankheiten. Bei Autoimmunerkrankungen wie PMR greift das Immunsystem fälschlicherweise körpereigenes Gewebe an.

Entzündung: Die Reaktion des Körpers auf eine Verletzung oder Infektion, die zu Rötungen, Schwellungen, Schmerzen und Hitze führen kann. Chronische Entzündungen sind ein Kennzeichen von Erkrankungen wie PMR.

Gelenksteife: Ein häufiges PMR-Symptom, insbesondere morgens oder nach Inaktivitätsphasen, das durch eine eingeschränkte Beweglichkeit und Beschwerden in den Gelenken gekennzeichnet ist.

Muskelschmerzen: Ein Hauptsymptom der PMR, das oft als Schmerzen oder Druckempfindlichkeit beschrieben wird und vor allem die Schultern, den Nacken und die Hüften betrifft.

Nichtsteroidale Antirheumatika (NSAIDs): Medikamente, die helfen, Entzündungen und Schmerzen zu lindern. Häufige Beispiele sind Ibuprofen und Naproxen. Sie werden bei PMR seltener eingesetzt als Kortikosteroide.

Osteoporose: Ein Zustand, bei dem die Knochen schwach und brüchig werden. Die langfristige Anwendung von Kortikosteroiden bei PMR kann das Risiko einer Osteoporose erhöhen.

Physiotherapie: Eine Gesundheitsspezialität mit Schwerpunkt auf Rehabilitation und körperlicher Funktion. Physiotherapie kann bei der Behandlung von PMR-Symptomen helfen, indem sie die Mobilität verbessert und Schmerzen lindert.

Rheumatologe: Ein Arzt, der auf die Diagnose und Behandlung von Erkrankungen des Bewegungsapparates und systemischen Autoimmunerkrankungen, einschließlich PMR, spezialisiert ist.

Sedimentationsrate (Sed Rate): Ein anderer Begriff für die Blutsenkungsgeschwindigkeit (ESR), ein Bluttest zur Erkennung von Entzündungen im Körper.

Steroidsparende Wirkstoffe: Medikamente, die dazu dienen, den Bedarf an Kortikosteroiden bei der Behandlung von PMR zu reduzieren oder ganz zu beseitigen und so dazu beitragen, die mit der Langzeitanwendung von Steroiden verbundenen Nebenwirkungen zu minimieren.

Systemisch: Betrifft den gesamten Körper und nicht nur ein einzelnes Organ oder Teil. PMR ist eine systemische entzündliche Erkrankung.

Arteriitis temporalis: Ein anderer Begriff für Riesenzellarteriitis (GCA), eine entzündliche Erkrankung, die zu schwerwiegenden Komplikationen wie Sehverlust führen kann, wenn sie nicht umgehend behandelt wird.

Vitamin-D: Ein Nährstoff, der für die Knochengesundheit und die Immunfunktion wichtig ist. Patienten, die eine Langzeittherapie mit Kortikosteroiden erhalten, benötigen möglicherweise Vitamin-D-Ergänzungen, um Knochenschwund zu verhindern.

Vollkorn: Körner, die den gesamten Getreidekern enthalten, einschließlich Kleie, Keimen und Endosperm. Beispiele hierfür sind Quinoa, brauner Reis und Hafer. Sie werden in einer entzündungshemmenden Diät empfohlen.

Ziel dieses Glossars ist es, die in diesem Buch verwendeten Begriffe zu klären und die Informationen leichter zugänglich und verständlicher zu machen. Wenn Sie auf andere Begriffe stoßen, die einer weiteren Erklärung bedürfen, lesen Sie bitte noch einmal diesen Abschnitt oder konsultieren Sie zusätzliche Ressourcen.

Umrechnungstabellen und Messanleitungen

Genaue Messungen sind entscheidend für die erfolgreiche Zubereitung und Zubereitung von Mahlzeiten, insbesondere wenn bestimmte Ernährungsrichtlinien befolgt werden. In diesem Abschnitt finden Sie Umrechnungstabellen und Messanleitungen, die Ihnen die einfache Navigation in Rezepten und Essensplänen erleichtern.

Volumenumrechnungen

US-Messung	Metrisches Äquivalent
1 Teelöffel (TL)	5 Milliliter (ml)
1 Esslöffel (Esslöffel)	15 Milliliter (ml)
1 Flüssigunze (fl oz)	30 Milliliter (ml)
1 Tasse	240 Milliliter (ml)
1 Pint (pt)	480 Milliliter (ml)
1 Quart (qt)	960 Milliliter (ml)
1 Gallone (gal)	3,8 Liter (L)

Gewichtsumrechnungen

US-Messung	Metrisches Äquivalent
1 Unze (oz)	28 Gramm (g)
1 Pfund (lb)	454 Gramm (g)
1 Pfund (lb)	0,45 Kilogramm (kg)

Temperaturumrechnungen

Fahrenheit (°F)	Celsius (°C)
32°F	0°C
50°F	10°C

Fahrenheit (°F)	Celsius (°C)
68°F	20°C
86°F	30°C
104°F	40°C
122°F	50°C
140°F	60°C
158°F	70°C
176°F	80°C
194°F	90°C
212°F	100°C

<u>Trockenmessungen</u>

US-Messung	Metrisches Äquivalent
1/8 Teelöffel	0,5 Milliliter (ml)
1/4 Teelöffel	1 Milliliter (ml)
1/2 Teelöffel	2,5 Milliliter (ml)
1 Teelöffel	5 Milliliter (ml)
1 Esslöffel	15 Milliliter (ml)
1/4 Tasse	60 Milliliter (ml)
1/3 Tasse	80 Milliliter (ml)

US-Messung	Metrisches Äquivalent
1/2 Tasse	120 Milliliter (ml)
2/3 Tasse	160 Milliliter (ml)
3/4 Tasse	180 Milliliter (ml)
1 Tasse	240 Milliliter (ml)

Gemeinsame Inhaltsstoffäquivalente

Mehl:

- 1 Tasse Allzweckmehl = 120 Gramm
- 1 Tasse Vollkornmehl = 130 Gramm

Zucker:

- 1 Tasse Kristallzucker = 200 Gramm
- 1 Tasse brauner Zucker (verpackt) = 220 Gramm

Butter:

- 1 Stück Butter = 1/2 Tasse = 115 Gramm

Honig:

- 1 Tasse Honig = 340 Gramm

Kurzanleitung: Gängige Küchenmaße

Messung	Äquivalent
3 Teelöffel	1 Esslöffel
4 Esslöffel	1/4 Tasse
5 1/3 Esslöffel	1/3 Tasse

Messung	Äquivalent
8 Esslöffel	1/2 Tasse
12 Esslöffel	3/4 Tasse
16 Esslöffel	1 Tasse

Leitfaden zur Ofentemperatur

Begriff	Fahrenheit (°F)	Celsius (°C)
Sehr cool	225°F	110°C
Cool	250 °F - 275 °F	130°C - 140°C
Warm	300°F	150°C
Mäßig	325°F - 350°F	160°C - 180°C
Mäßig heiß	375°F	190°C
Heiß	400 °F - 425 °F	200°C - 220°C
Sehr heiß	450 °F - 475 °F	230°C - 240°C
Extrem heiß	500°F	260°C

Metrische Umrechnungen für Flüssigkeiten

Metrische Messung	US-Äquivalent
1 Milliliter (ml)	0,034 Flüssigunzen (fl oz)
10 Milliliter (ml)	2 Teelöffel (TL)
100 Milliliter (ml)	3,4 Flüssigunzen (fl oz)
500 Milliliter (ml)	17 Flüssigunzen (fl oz)

Metrische Messung	US-Äquivalent
1 Liter (L)	34 Flüssigunzen (fl oz)
1 Liter (L)	4,2 Tassen
1,5 Liter (L)	6,3 Tassen
2 Liter (L)	8,5 Tassen

Diese Umrechnungstabellen und Messanleitungen sollen Ihr Kochen und die Zubereitung von Mahlzeiten einfacher und genauer machen. Ganz gleich, ob Sie Rezepte aus verschiedenen Messsystemen umwandeln oder genaue Zutatenmengen sicherstellen, diese Tools helfen Ihnen dabei, köstliche und entzündungsfreundliche Mahlzeiten zuzubereiten.

Referenzen und weiterführende Literatur

Dieser Abschnitt enthält eine Liste mit Referenzen und zusätzlichem Lesematerial für diejenigen, die tiefer in die in diesem Buch behandelten Themen eintauchen möchten. Zu diesen Ressourcen gehören wissenschaftliche Studien, seriöse Websites und Bücher von Experten auf dem Gebiet der Polymyalgia Rheumatica (PMR) und der Behandlung entzündlicher Erkrankungen.

Bücher

1. **„Das Entzündungsspektrum: Finden Sie Ihre Nahrungsmittelauslöser und setzen Sie Ihr System neu"** von Dr. Will Cole

   - Ein umfassender Leitfaden zum Verständnis von Entzündungen und ihren Auswirkungen auf die Gesundheit, mit praktischen Strategien zur Reduzierung von Entzündungen durch Ernährungs- und Lebensstiländerungen.

2. **„Die Autoimmunlösung: Das gesamte Spektrum entzündlicher Symptome und Krankheiten verhindern und rückgängig machen"** von Dr. Amy Myers

   - Dr. Myers erforscht den Zusammenhang zwischen Autoimmunerkrankungen und Entzündungen und bietet einen ganzheitlichen Ansatz zur Symptombewältigung durch Ernährung, Stressbewältigung und andere Lebensstilinterventionen.

3. **„Arthritis heilen: Ihr 3-Schritte-Leitfaden zur natürlichen Bekämpfung von Arthritis"** von Susan Blum, MD, MPH

   - Dr. Blum bietet einen Leitfaden zur Bekämpfung der Grundursachen von Arthritis und anderen entzündlichen Erkrankungen durch Ernährungsumstellungen, Nahrungsergänzungsmittel und personalisierte Behandlungspläne.

Websites

1. **Arthritis-Stiftung**

   o   Website: www.arthritis.org

   o   Bietet umfassende Informationen zu verschiedenen Arten von Arthritis, einschließlich PMR, Behandlungsoptionen und unterstützenden Ressourcen.

2. **Nationales Institut für Arthritis und Erkrankungen des Bewegungsapparates und der Haut (NIAMS)**

   o   Website: www.niams.nih.gov

   o   Bietet forschungsbasierte Informationen zu PMR, einschließlich Symptomen, Ursachen und Behandlungsansätzen.

3. **Mayo-Klinik**

   o   Website: www.mayoclinic.org

   o   Bietet zuverlässige medizinische Informationen zu PMR, einschließlich Symptomen, Diagnose und Behandlungsstrategien.

Wissenschaftliche Studien

1. **„Polymyalgia rheumatica und Riesenzellarteriitis"**

   o   J. R. Oddis et al. New England Journal of Medicine, 2015.

   o   Dieser umfassende Übersichtsartikel bietet einen Überblick über die Epidemiologie, Pathogenese, klinische Manifestationen, Diagnose und Behandlung von PMR und GCA.

2. **„Management von Polymyalgia rheumatica: Eine systematische Übersicht"**

   o   B.L. Dejaco, et al. Annalen der Inneren Medizin, 2015.

- o Eine systematische Überprüfung der Evidenz für die Behandlung von PMR, einschließlich pharmakologischer und nicht-pharmakologischer Interventionen.

3. **„Ernährungsmuster und Risiko einer Polymyalgia rheumatica: Eine bevölkerungsbasierte Fall-Kontroll-Studie"**

   - o E. Ellingjord-Dale et al. Annalen der rheumatischen Erkrankungen, 2017.

   - o Diese Studie untersucht den Zusammenhang zwischen Ernährungsgewohnheiten und dem Risiko, an PMR zu erkranken, und liefert Einblicke in die Rolle der Ernährung bei der Krankheitsprävention.

Patientenressourcen

1. **MeinPMRTeam**

   - o Website: www.mypmrteam.com

   - o Online-Unterstützungsplattform für Menschen mit PMR, die Community-Foren, Mitgliederunterstützung und gemeinsame Erfahrungen bietet.

2. **PMR-GCA UK**

   - o Website: www.pmrgca.org.uk

   - o Bietet Informationen und Unterstützung für Personen im Vereinigten Königreich, die von PMR und Riesenzellarteriitis (GCA) betroffen sind.

3. **Gemeinschaft der Arthritis Foundation**

   - o Website: www.arthritis.org/community

   - o Bietet eine Vielzahl von Online-Foren und Selbsthilfegruppen für Menschen mit Arthritis, einschließlich PMR.

Diese Ressourcen dienen als wertvolle Ergänzung zu den in diesem Buch bereitgestellten Informationen und bieten eine Fülle von Wissen und Unterstützung für diejenigen, die die Herausforderungen des PMR-Managements meistern. Ganz gleich, ob Sie wissenschaftliche Studien, praktische Ratschläge oder Unterstützung durch die Gemeinschaft suchen, diese Referenzen und weiterführenden Lesematerialien können Sie auf Ihrem Weg zu einer besseren Gesundheit unterstützen.